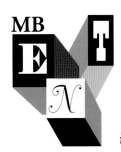

編集企画にあたって……

　同じ病気と診断されたすべての患者さんに一律の治療を行う従来医療は，近年，病気の原因や病態について遺伝子レベルで解明が進むにつれ，同じ病気と診断された患者さんでも，実際には遺伝子異常の違いにより様々なタイプがあり，個人によって治療の有効性が異なることが理解されてきた．病気のタイプではなく，患者のタイプにあわせて最適な治療法を選択すること（個別化医療）は，現在，主に癌領域において進歩している．

　癌治療における個別化は，分子標的薬を開発する創薬技術と次世代型の遺伝子解析技術と相まって発展している．分子標的薬は，癌細胞の異常な遺伝子が作り出す物質を狙って抑えることで癌細胞の増殖・転移を抑える薬剤であり，次世代型遺伝子解析は，次世代シークエンサーなどにより高速で大量の癌組織ゲノムの情報を読み取ることができる技術である．さらに最近では，プロテオーム，メタボローム，トランスクリプトーム，エピゲノム解析なども加えた多層オミックス解析により個別化医療を目指そうとする動きも始まっている．

　日本でも 2019 年 6 月から，数十から数百個の遺伝子の異常を一度に調べる検査（がん遺伝子パネル検査）が保険で利用できるようになり，がんゲノム医療が実用段階に入っている．リキッドバイオプシーによるがん遺伝子パネル検査も導入されている．リキッドバイオプシーは採血と同じ手技で行うため，組織生検が困難な場合でも検査が可能であるという利点がある．本来ならば，採血であるから何回でも行うことができるはずであるが，実際にはそうではない点が課題である．今後，新しい免疫・薬物療法がより発展するためには解消しないといけない問題の一つと思われる．

　本号では，「頭頸部癌治療の新しい道―免疫・薬物療法―」と題し，10 人のエキスパートの先生方に執筆をお願いした．総説前半 4 題目で頭頸部扁平上皮癌，上咽頭癌，甲状腺癌，唾液腺癌のそれぞれの癌種での免疫・薬物療法の変遷と現在の標準治療法の解説，そして現在進行中の臨床試験を紹介していただいている．総説 5・6 番目では，日本で発展している新規治療法について開発の経緯と将来への展望について解説していただいた．総説 7〜9 番目は，現在の免疫・薬物療法の効果が限定的である現状を克服するための様々な試みについて，頭頸部癌をご専門とされている腫瘍内科医の先生方から戦略の方向性について述べていただいた．総説の最後では，有効な分子標的薬が見つかっていない頭頸部癌に対する新たな研究による頭頸部癌独自の新規治療法開発の展望について解説していただいた．

　今回の特集を読んでいただくと，「個別化への道」を進展している「頭頸部癌治療の新しい道」についてご理解いただけると信じている．

　最後に，本企画のためにお忙しい時間を割いて原稿を御執筆いただいた先生方に心より御礼申し上げます．

2023 年 3 月

三澤　清

KEY WORDS INDEX

和　文

あ行

iPS 細胞　*35*
アンドロゲン受容体　*23*
遺伝子異常　*17*
NKT 細胞　*35*
NTRK 融合遺伝子　*23*
エピゲノム　*79*
Epsterin-Barr ウイルス　*13*
エンハンサー　*79*

か行

化学療法　*13*
がんゲノム医療　*62*
共生的進化　*79*
局所制御　*69*
抗 EGFR 抗体　*69*
抗 CTLA-4 抗体　*53*
甲状腺がん　*62*
甲状腺分化癌　*17*
甲状腺未分化癌　*17*
交替療法　*13*
抗 PD-1 抗体　*53*
個別化医療　*69*
個別化治療　*23*
コンパニオン診断薬　*62*

さ行

再生医療　*35*
上咽頭癌　*13*
新規治療　*1*
切除不能　*43*

た行

耐性機序　*53*
唾液腺癌　*23*
治験　*35*
転写中毒　*79*
転写リプログラミング　*79*
頭頸部アルミノックス治療　*43*
頭頸部がん　*62*
頭頸部癌　*1,35,43*
頭頸部扁平上皮癌　*79*

は行

白金製剤なしの治療　*69*
光免疫療法　*43*
標的治療　*1*
分子標的治療　*79*
分子標的治療薬　*17*
分子標的薬　*62*
併用療法　*53*

ま・や行

マルチキナーゼ阻害薬　*53*
免疫原性細胞死　*43*
免疫チェックポイント阻害薬　*69*
免疫療法　*1,13*
薬物療法　*1*

欧　文

A

Alluminox treatment　*43*
alternating chemoradiotherapy　*13*
anaplastic thyroid cancer　*17*
androgen receptor　*23*
anti-CTLA-4 antibody　*53*
anti-EGFR antibody　*69*
anti-PD-1 antibody　*53*

C

cancer genomic medicine　*62*
chemotherapy　*13*
clinical trial　*35*
combination therapy　*53*
companion diagnostics　*62*

D・E・G

differentiated thyroid cancer　*17*
enhancer　*79*
epigenome　*79*
Epstein-Barr virus　*13*
genetic alteration　*17*

H

head and neck cancer　*1,35,43,62*
head and neck squamous cell
　carcinoma　*79*

HER2　*23*
human epidermal growth factor
　receptor 2　*23*

I・L

immune checkpoint inhibitor　*69*
immunogenic cell death　*43*
immunotherapy　*1,13*
induced pluripotent stem cell　*35*
local control　*69*

M

molecular target drug　*62*
molecular target therapy　*17*
molecular targeted therapy　*79*
multitarget kinase inhibitors　*53*

N

nasopharyngeal carcinoma　*13*
natural killer T-cell　*35*
novel therapy　*1*
NTRK fusion gene　*23*

P

personalized therapy　*23*
photoimmunotherapy　*43*
platinum free management　*69*
precision medicine　*69*

R・S

regenerative medicine　*35*
resistant mechanism　*53*
salivary gland cancer　*23*
symbiotic evolution　*79*
systemic therapy　*1*

T・U

targeted therapy　*1*
thyroid cancer　*62*
TMB　*23*
transcriptional addiction　*79*
transcriptional reprogramming
　　　　　　　　　　　　　79
tumor mutational burden　*23*
unresectable　*43*

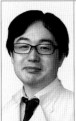

飯沼　智久
（いいぬま　ともひさ）

2006年	千葉大学卒業 初期研修医 後期研修医（耳鼻咽喉科）
2010年	千葉大学大学院医学薬学府博士課程
2014年	博士課程修了
2018年	千葉大学大学院医学研究院耳鼻咽喉科・頭頸部腫瘍学，助教

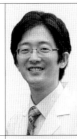

竹下　直宏
（たけした　なおひろ）

2013年	東京慈恵会医科大学卒業
2015年	同大学耳鼻咽喉科教室入局 同大学葛飾医療センター耳鼻咽喉科
2017年	同大学附属病院耳鼻咽喉科
2018年	太田総合病院耳鼻咽喉科気管食道科
2021年	国立がん研究センター東病院頭頸部内科

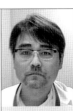

益田　宗幸
（ますだ　むねゆき）

1990年	北海道大学卒業 九州大学耳鼻咽喉科入局
1996年	同大学病院耳鼻咽喉科，助手
2000年	米国コロンビア大学附属癌センター I.B. Weinstein 教授の研究室に留学
2002年	九州大学大学院耳鼻咽喉科，助手
2004年	九州厚生年金病院耳鼻咽喉科頭頸部外科，主任部長
2012年	九州がんセンター頭頸部，部長
2013年	同センター手術部長併任
2017年	九州大学医学部，臨床教授
2019年	九州がんセンター統括診療部長（がん相談支援室長・がんゲノム医療調整室長併任）
2023年	九州がんセンター，副院長

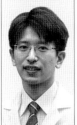

翁長　龍太郎
（おなが　りゅうたろう）

2014年	高知大学卒業 自治医科大学，初期研修医
2016年	同大学耳鼻咽喉科，後期研修医
2021年	同，臨床助教
2022年	国立がん研究センター東病院頭頸部内科，がん専門修練医

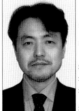

多田　雄一郎
（ただ　ゆういちろう）

1991年	山形大学卒業 同大学耳鼻咽喉科入局
1997年	同大学大学院医学研究科修了 同大学耳鼻咽喉科，助手
2000年	山形県立新庄病院耳鼻咽喉科，医長
2001年	癌研究会附属病院頭頸科
2005年	国際医療福祉大学三田病院頭頸部腫瘍センター，講師
2009年	同，准教授
2017年	国際医療福祉大学耳鼻咽喉科，准教授

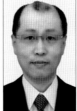

三澤　清
（みさわ　きよし）

1995年	浜松医科大学卒業 同大学耳鼻咽喉科入局
2002年	米国ミシガン大学留学
2010年	浜松医科大学附属病院，助教
2013年	同，講師
2021年	同大学耳鼻咽喉科・頭頸部外科，教授

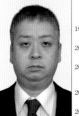

近藤　悟
（こんどう　さとる）

1999年	金沢大学卒業 同大学耳鼻咽喉科・頭頸部外科入局
2003年	米国ノースカロライナ大学ラインバーガー癌研究所留学
2005年	福井県済生会病院耳鼻咽喉科，副医長 金沢大学大学院医学系研究科修了
2007年	同大学医学部附属病院耳鼻咽喉科頭頸部外科，助教
2011年	同大学附属病院耳鼻咽喉科頭頸部外科，助教
2016年	同，講師

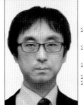

仲野　兼司
（なかの　けんじ）

2006年	京都大学卒業 静岡県立総合病院，初期研修医
2008年	癌研有明病院化学療法科・血液腫瘍科，レジデント
2012年	がん研有明病院化学療法部総合腫瘍科
2016年	同，副医長
2018年	京都大学博士（医学）取得 医薬品医療機器総合機構（PMDA）審査専門員（臨床医学担当）
2020年	がん研有明病院化学療法部総合腫瘍科，副医長

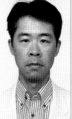

横田　知哉
（よこた　ともや）

1998年	京都府立医科大学卒業 京都第一赤十字病院，研修医
2000年	京都府立医科大学大学院医学研究科入学
2004年	医学博士授与（京都府立医科大学大学院医学研究科甲第1025号）
2005〜2007年	Postdoctoral fellow（Odyssey fellow），Department of Experimental Radiation Oncology, University of Texas, MD Anderson Cancer Center留学
2008年	愛知県がんセンター中央病院薬物療法部，レジデント
2011年	静岡県立静岡がんセンター消化器内科，副医長
2013年	同，医長

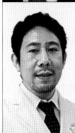

鈴木　基之
（すずき　もとゆき）

2001年	大阪大学卒業 同大学医学部附属病院耳鼻咽喉科，研修医
2002年	泉大津市立病院耳鼻咽喉科
2003年	大阪府立成人病センター頭頸部外科
2016年	大阪大学大学院医学系研究科耳鼻咽喉科・頭頸部外科，助教

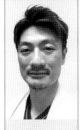
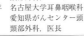

西川　大輔
（にしかわ　だいすけ）

2005年	和歌山県立医科大学卒業 名古屋第一赤十字病院初期研修
2007年	同病院耳鼻咽喉科
2012年	愛知県がんセンター頭頸部外科
2014年	名古屋大学耳鼻咽喉科 愛知県がんセンター頭頸部外科，医長

CONTENTS

頭頸部癌治療の新しい道
—免疫・薬物療法—

頭頸部扁平上皮癌の最新免疫・薬物療法……………………………………翁長龍太郎ほか　**1**

実臨床においては，殺細胞性抗がん薬，分子標的薬，免疫チェックポイント阻害薬の使い分けが重要である．また，前臨床段階の最新治療についても概説する．

上咽頭癌の最新免疫・薬物療法……………………………………近藤　悟　**13**

本稿では，上咽頭癌の現在の標準的な化学療法を踏まえ，交替療法，導入化学療法，そして免疫療法を概説する．さらに新治療の開発状況についても概説する．

甲状腺癌の最新免疫・薬物療法……………………………………鈴木　基之ほか　**17**

甲状腺癌の発がんにかかわるタンパク質を標的とした分子標的薬の開発が急速に進んでおり，甲状腺癌の遺伝子異常と発がん機構の理解が重要である．

唾液腺癌の最新免疫・薬物療法……………………………………多田雄一郎　**23**

薬物療法の効果は乏しいと考えられていた唾液腺癌において，腫瘍型特異的の遺伝子異常などのバイオマーカーに基づいて選択する薬物療法の有用性が報告されている．

NKT 細胞治療の現状……………………………………飯沼　智久ほか　**35**

がん免疫療法として，iPS 細胞技術を活用し他家から NKT 細胞を作製したのちに，再発頭頸部がん患者へ動注投与する iPS-NKT 細胞療法の治験を行っている．

編集企画／三澤　清
浜松医科大学教授

Monthly Book ENTONI　No. 285/2023. 6　目次

編集主幹／曾根三千彦　香取幸夫

光免疫療法の現状……………………………………………西川　大輔　**43**

　頭頸部癌に対する光免疫療法（頭頸部アルミノックス治療）について，治療機序，臨床試験，現在の国内での実施状況，適応となる症例，今後の展望について解説する．

複合免疫療法の現状……………………………………………横田　知哉　**53**

　再発転移頭頸部癌に対し，免疫逃避機構を効率的に抑制しより広範な抗腫瘍免疫応答を発揮させるために，作用機序の異なる治療法を併用する複合免疫療法が開発されている．

免疫・薬物療法のコンパニオン診断薬………………………竹下　直宏ほか　**62**

　コンパニオン診断薬は分子標的薬の有効性を予測するための体外診断薬であり，頭頸部がん領域においては HER2，*RET* 遺伝子，*NTRK* 遺伝子などに対して適応となっている．

今後期待される頭頸部癌の免疫・薬物療法…………………仲野　兼司　**69**

　頭頸部癌の新規治療開発においては，新規薬剤による予後の延長とともに，局所制御や侵襲の軽減による生活の質の改善も視野に入れた治療開発が進められている．

頭頸部がんゲノム・エピゲノム医療の展望…………………益田　宗幸ほか　**79**

　うまく機能していない頭頸部扁平上皮癌の分子標的治療の開発に必要な考え方と現状に関して，筆者の取り組みを交えながら解説する．

Key Words Index ……………………………前付 2
Writers File ………………………………………前付 3
FAX 専用注文書 ……………………………………87
FAX 住所変更届け …………………………………88
バックナンバー在庫一覧 …………………………89
Monthly Book ENTONI 次号予告 ………………90

【ENTONI® （エントーニ）】
ENTONIとは「ENT」（英語の ear, nose and throat：耳鼻咽喉科）にイタリア語の接尾辞 ONE の複数形を表す ONI をつけ，耳鼻咽喉科領域を専門とする人々を示す造語．

Monthly Book ENTONI エントーニ

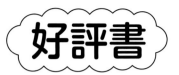
好評書

高齢者の頭頸部癌治療
―ポイントと治療後のフォローアップ―

No. 272（2022年6月号）
編集企画／朝蔭孝宏（東京医科歯科大学教授）
定価 2,750 円（本体 2,500 円＋税）

治療の選択肢、手術における方針・
適応や認知症・せん妄についても概説

- 化学療法・化学放射線療法
- 免疫療法
- 頭頸部癌治療後の嚥下機能
- 周術期管理
- サルコペニア・フレイル
- 頭頸部がん患者の認知症とせん妄
- 口腔・中咽頭癌手術
- 下咽頭・喉頭癌手術
- 鼻副鼻腔癌手術

頭頸部癌免疫療法
の最前線

No. 246（2020年6月号）
編集企画／志賀清人（岩手医科大学教授）
定価 2,750 円（本体 2,500 円＋税）

免疫チェックポイント阻害薬の基本と
治療について最新の情報を網羅した1冊

- がん免疫療法とは？
- 頭頸部の免疫療法の開発
- 頭頸部の免疫療法の臨床
- 頭頸部の免疫療法の有害事象とその対策
- 頭頸部癌免疫療法の実際―症例から学ぶ①
- 頭頸部癌免疫療法の実際―症例から学ぶ②
- 頭頸部癌の化学療法と免疫療法の最適化
- 頭頸部癌の免疫療法の対象は？適応は
  どのように選択するのか？
- 頭頸部癌免疫療法の治療成績
- 今後期待される頭頸部癌の免疫療法

ヒトパピローマウイルス（HPV）
―ワクチン接種の積極的勧奨にあたり
知っておくべき知識―

No. 281（2023年3月号）
編集企画／山﨑知子（埼玉医科大学国際医療センター教授）
定価 2,860 円（本体 2,600 円＋税）

HPV 関連がん、その予防となり得るワクチン接種
の正確な情報、有効性、安全性を理解できる1冊

- 子宮頸がんにおける HPV ワクチンの安全性と有効性、
  今後の課題
- HPV ウイルスの特徴とその感染様式、生じる疾患について
- HPV 関連腫瘍：分子生物学的背景、免疫学的背景について
- HPV 陽性／陰性中咽頭がんについて（総論）
- 子宮頸がんについて（総論）
- HPV 関連腫瘍としての陰茎がん
- 肛門がんについて（総論）
- HPV 陽性中咽頭がんと子宮頸がんにおける
  発がんや疫学の類似点・相違点
- HPV 陽性中咽頭がんを対象とした治療開発
  （外科手術を中心に）
- HPV 陽性中咽頭がんを対象とした治療開発
  （抗がん薬・ICI・放射線治療）およびワク
  チン開発について

顔面神経麻痺
を治す

No. 282（2023年4月号）
編集企画／萩森伸一（大阪医科薬科大学専門教授）
定価 2,860 円（本体 2,600 円＋税）

"治すこと"を重視し、投薬、手術手技、
リハビリテーションなど診療のコツを記述

- 顔面神経麻痺の診断と疫学
- 表情筋運動の評価と予後
- 顔面神経麻痺の電気生理学的評価と予後
- 顔面神経麻痺の薬物療法
- 顔面神経麻痺の新しい治療法―鼓室内ステロイド注入療法―
- 顔面神経減荷術の適応とコツ
- 小児の顔面神経麻痺
- 顔面神経麻痺患者への心理学的アプローチ
- 顔面神経麻痺のリハビリテーション
- 顔面神経麻痺の再建手術による治療
- 顔面神経麻痺のボツリヌス毒素による治療

 全日本病院出版会　〒113-0033 東京都文京区本郷 3-16-4　Tel:03-5689-5989
www.zenniti.com　Fax:03-5689-8030

MB ENT, 285：1-11, 2023

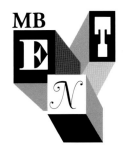

◆特集・頭頸部癌治療の新しい道―免疫・薬物療法―

頭頸部扁平上皮癌の最新免疫・薬物療法

翁長龍太郎[*1]　榎田智弘[*2]　田原　信[*3]

Abstract　頭頸部扁平上皮癌に対する薬物療法は，この20年間に目覚ましい発展を遂げている．古くはシスプラチンをキードラッグとした治療のみがエビデンスの確立した薬物療法であった．2000年代に入り導入化学療法や術後補助化学放射線療法の概念が登場し，殺細胞性抗がん薬の併用療法のエビデンスも出現した．さらに，2012年には分子標的薬であるセツキシマブ，2017年以降には免疫チェックポイント阻害薬であるニボルマブやペムブロリズマブが登場したことで，再発転移例においてもより多くの治療選択肢を得ることとなった．頭頸部扁平上皮癌は一般に予後不良な固形癌であるが，数々の臨床試験が行われ，予後向上と機能温存を目指した治療法が模索されている．また，治療に結びつく頻度は高くないものの，遺伝子異常に対するゲノム医療も研究が進んでいる．本稿では治療セッティング毎に既存の標準治療の要点と問題点を概説したうえで，今後期待される最新免疫・薬物療法を含め紹介する．

Key words　頭頸部癌(head and neck cancer)，薬物療法(systemic therapy)，免疫療法(immunotherapy)，標的療法(targeted therapy)，新規治療(novel therapy)

根治的放射線治療を軸とした薬物療法

1．既存の根治的化学放射線療法

局所進行頭頸部扁平上皮癌(LA-HNSCC)のうち，切除不能例や機能温存希望例には，化学放射線療法が適応となる．放射線治療(RT)に併用する薬剤は，大規模なメタアナリシスで有効性が示されたシスプラチン(CDDP)が一般的である[1]．標準的にはCDDP 100 mg/m^2，3-weekly，3回が同時併用されるが，より有害事象に配慮した投与方法が模索されている．2022年の米国臨床腫瘍学会(ASCO)年次学術集会ではCDDP 40 mg/m^2，weekly，7回のCDDP 100 mg/m^2，3-weekly，3回に対する非劣性試験の結果が報告され，2年局所領域制御割合におけるweekly群の非劣性が示された(weekly群53.4% vs. 3-weekly群47%，Hazard Ratio [HR] 0.84，95%信頼区間 [CI]：

0.58-1.20，$P=0.349$)．grade 3/4の有害事象は，腎機能障害(18% vs. 3.7%)，粘膜炎(54.1% vs. 40.6%)，嘔気(12.7% vs. 4.5%)であり，予定外入院頻度(36.8% vs. 20.0%)，治療休止頻度(61.6% vs. 57.8%)の項目でもweekly群で有意に軽微となることが示されている[2]．

その他の併用薬としては，分子標的薬であるセツキシマブ(Cmab)が挙げられる．第Ⅲ相比較試験(Bonner試験)において，RT単独に対してCmab併用放射線治療(Cmab＋RT)は，全生存(OS)の有意な延長を認めた(5年OS：RT群36.4% vs. Cmab＋RT群45.6%，HR 0.73，95% CI：0.56-0.96，$P=0.018$)[3)4]．本邦で行われた第Ⅱ相試験におけるCmab＋RT終了後8週時点の奏効割合(ORR)は82%(95%CI：60-95)であったことや[5]，多施設観察研究における無増悪生存割合(PFS)の中央値は19.2か月であったことな

*1 Onaga Ryutaro，〒277-8577　千葉県柏市柏の葉6-5-1　国立がん研究センター東病院頭頸部内科
*2 Enokida Tomohiro，同
*3 Tahara Makoto，同，科長

ど[6]，国内においても Bonner 試験と遜色のない治療成績が示されている．ただし，CDDP＋RT と Cmab＋RT を比較した前向き試験については，Cmab＋RT で良好な成績が期待される p16 陽性中咽頭癌集団においても，Cmab＋RT は CDDP＋RT に対する非劣性を示せていない[7)8)]．以上より，根治的放射線治療に併用する薬剤としては CDDP が標準的であり，Cmab＋RT は何らかの理由で CDDP 投与不適な患者への代替治療と理解される．

2．予後向上を目指した CDDP＋RT への追加併用薬の検証

前述のように，LA-HNSCC では CDDP＋RT を中心とした根治治療が実施される．しかし，依然として治療後再発は約 50％ と高頻度に認められ[9)]，再発時には緩和的薬物治療を行っても生命予後は 1 年以下とする報告が多く[10)]，予後向上を目指した治療開発が進められている．

LA-HNSCC において CDDP＋RT へのアベルマブ（抗 PD-L1 抗体）の上乗せ効果を検証した第Ⅲ相試験（JAVELIN Head and Neck 100 試験）では，全 697 例が 1：1 に割り付けされ CDDP＋RT 開始前から CDDP＋RT 終了後 1 年間アベルマブ／プラセボの投与を受けた[11)]．しかし，中間解析において，主要評価項目である PFS はプラセボ群で良好であったことから試験中止とされた（HR 1.21，95％CI：0.93-1.57）．同様に，CDDP＋RT へのペムブロリズマブ（抗 PD-1 抗体）の上乗せ効果を検証した第Ⅲ相試験（KEYNOTE-412 試験）においても，主要評価項目である無イベント生存割合は事前に規定された有意水準を下回らなかった（HR 0.83，95％CI：0.69-1.03，$P=0.0429$）[12)]．今後，サブグループ解析でペムブロリズマブ併用の恩恵を享受する集団が判明する可能性はあるが，現時点では CDDP＋RT への免疫チェックポイント阻害薬（ICI）の上乗せ効果は明らかでない．

Xevinapant（Debio1143）はアポトーシス阻害因子（inhibitor of apoptosis proteins：IAP）の阻害薬であり，腫瘍細胞のアポトーシスに対する感受性を回復させることで抗腫瘍効果を高めることが期待される経口薬剤である．LA-HNSCC において CDDP＋RT への Xevinapant の上乗せ効果を検証した比較第Ⅱ相試験では，主要評価項目である 18 か月局所制御割合は有意に上昇し（Xevinapant 群：54％ vs. プラセボ群：33％，odds ratio：2.69，$P=0.026$）[13)]，副次評価項目である OS でも有意な延長を示した（5 年 OS，Xevinapant 群：53％ vs. プラセボ群：28％，HR 0.65[0.32-1.33]，$P=0.243$）[14)]．現在，同様のデザインで比較第Ⅲ相試験（TrilynX 試験，NCT04459715）および LA-HNSCC の術後再発高リスクを有する CDDP 投与不適患者に対する Xevinapant＋RT とプラセボ＋RT を比較する第Ⅲ相試験（XRAY VISION 試験，NCT05386550）が進行中であり結果が待たれる．

3．CDDP 投与不適 LA-HNSCC における RT 併用薬

CDDP 投与不適 LA-HNSCC においては Cmab の代替となる RT 併用薬についての検証が進行中である．2022 年の ASCO 年次学術集会において，CDDP 投与不適 LA-HNSCC 356 例を RT 単独群とドセタキセル＋RT 群（DTX：15 mg/m^2，weekly，7 回の同時併用）の 1：1 に割り付けた第Ⅲ相試験（CTRI/2017/05/008700）の結果が報告され，主要評価項目である無病生存割合（DFS）が DTX＋RT 群で有意に優ることが示された（2 年 DFS，RT 単独群：30.3％ vs. DTX＋RT 群：42％，HR 0.673，95％CI：0.521-0.868，$P=0.002$）．また，ICI を併用薬とする試験も行われている．同じく CDDP 投与不適 LA-HNSCC 症例において，ペムブロリズマブ＋RT と Cmab＋RT を比較する比較第Ⅱ相試験（PembroRad 試験，NCT02707588）では[15)]，133 例が 1：1 に割り付けされたが，主要評価項目である 15 か月局所領域制御割合においてペムブロリズマブ＋RT 群：60％ vs. BRT 群：59％ と有意差を示さなかった（odds ratio：1.05，95％CI：0.43-2.59，$P=0.91$）．同様に CDDP 投与不適 LA-HNSCC 症例においてニボルマブ＋RT と BRT を比較する非盲検第Ⅲ相試験（CA2099TM 試験，NCT03349710）の症例登録が完了している．

一定数存在するCDDP投与不適LA-HNSCC症例の予後向上に向けた知見の集積が期待される.

周術期薬物療法

1．術後補助療法

切除可能なLA-HNSCCに対し高侵襲な手術を行っても，一定頻度で再発転移をきたし生命予後に影響する．このため予後向上を目指した周術期薬物療法についての検証が進んでいる.

従来，顕微鏡的切除断端陽性とリンパ節節外浸潤陽性が病理学的再発高リスク因子と認識され，これらのリスク因子を有する患者には，術後CDDP併用化学放射線療法（POCRT）が標準治療とされてきた[16)~18)]．レジメンはCDDP 100 mg/m², 3-weekly, 3回が一般的であったが，毒性に配慮した投与方法が模索されている．JCOG1008試験では，CDDP 3-weekly法（CDDP 100 mg/m², 3-weekly, 3回）に対するCDDP weekly法（CDDP 40 mg/m², weekly, 7回）の非劣性が検証され，主要評価項目であるOSにおいてweekly法の非劣性が示された（3年OS, weekly群：71.6% vs 3-weekly群：59.1%，HR 0.69，95%CI：0.37-1.27，$P=0.0027$）．有害事象についても代表的な急性期有害事象としての全gradeの腎機能障害（40% vs. 30%），grade 3/4の好中球減少（49% vs. 35%），grade 3/4感染症（12% vs. 7%）においてweekly法で軽度である傾向が認められた[19)]．これらの結果から，POCRTにおいては，今後世界的にweekly法が用いられると考えられる.

一方，照射歴があるなどの理由で，追加の術後放射線治療が実施できない場合がある．根治的放射線治療後の局所再発患者に対し，救済手術後のニボルマブ補助療法の有効性を検証した第Ⅱ相試験（NCT03355560）では，主要評価項目である2年DFSにおいて，ヒストリカルコントロールに対する有意な改善が認められた（71.4%［95%CI：57.8-88.1］vs. 41%［95%CI：30.5-54.1］）[20)]．救済手術後という限定された条件下ではあるが，今後のさらなる検証が期待される．この他，根治手術と根治的化学放射線療法を含む，根治治療を受けたLA-HNSCCにおいて，エベロリムス（mTOR阻害薬）による補助薬物療法の有効性を検証した比較第Ⅱ相試験（NCT01111058）では，p16陰性集団のPFSの延長（HR 0.26，95%CI：0.07-0.97，$P=0.29$）や，$TP53$変異を有する集団のPFS延長（HR 0.24，95%CI：0.06-0.95，$P=0.027$）が認められている[21)]．このように恩恵を受ける集団の同定を兼ねた治療開発が進むことも予測される.

2．術前補助療法

頭頸部癌領域では現在まで生存向上を期待した殺細胞性抗がん薬による術前薬物療法の意義は示されてこなかったが[22)]，近年ではICIによる術前薬物療法の有効性を検証する臨床試験が活発に行われている.

CheckMate358試験は，LA-HNSCC 52例において術前ニボルマブ単剤療法を検証した第Ⅰ/Ⅱ相試験（NCT02488759）であるが，探索的評価項目としてヒト乳頭腫ウイルス（human papillomavirus：HPV）関連群とHPV非関連群における有効性が比較された．病理学的奏効割合は23.5% vs. 5.9%，3年OSは100.0% v. 63.5%と，特にHPV関連群において術前ニボルマブが有効である可能性が示唆された[23)]．また，HPV非関連LA-HNSCC 36例を対象に，術前術後のペムブロリズマブ投与を行う第Ⅱ相試験（ハイリスク群ではPOCRT併用）が行われた（NCT02296684）[24)]．術前ペムブロリズマブ単剤療法による病理学的奏効（10%以上の腫瘍縮小）は44%，ハイリスク群における1年後時点での再発割合は16.7%（95%CI：3.6-41.4）と，ヒストリカルコントロールの35%と比して良好とされた.

ICI同士の併用療法としては，局所進行口腔癌29例において，術前にニボルマブ単独療法もしくはニボルマブ＋イピリムマブ（抗CTLA-4抗体）併用療法を検討する第Ⅱ相試験が行われた（NCT02919683）[25)]．術前療法開始後2週間時点での画像上の奏効割合は，ニボルマブ単独群13%，ニボルマブ＋イピリムマブ群38%であり，病理学的奏効

表 1. 再発転移性頭頸部扁平上皮癌を対象とした既報の臨床試験（2022 年 11 月現在）

Study name	Trial number	Phase	Subject	Treatment	N	mOS	mPFS	ORR	Primary endpoint
EXTREME	NCT00122460	Ⅲ	R/M-HNSCC	CDDP/CBDCA+5-FU+Cmab	222	10.1	5.6	36%	OS HR 0.80, 95%CI：0.64-0.99, P=0.04
				CDDP/CBDCA+5-FU	220	7.4	3.3	20%	
CheckMate 141	NCT02105636	Ⅲ	プラチナ抵抗性 R/M-HNSCC	Nivo	240	7.5	2.0	13.3%	OS HR 0.70, 95%CI：0.51-0.96, P=0.01
				MTX or DTX or Cmab	121	5.1	2.3	5.8%	
CheckMate 651	NCT02741570	Ⅲ	R/M-HNSCC	Nivo+Ipi	472	13.9	3.3	24%	OS HR 0.95, 97.9%CI：0.80-1.13, P=0.49
				CDDP/CBDCA+5-FU+Cmab	475	13.5	6.7	37%	
KEYNOTE-040	NCT02252042	Ⅲ	プラチナ抵抗性 R/M-HNSCC	Pembro	247	8.4	2.1	14.6%	OS HR 0.81, 95%CI：0.66-0.99, P=0.02
				MTX or DTX or Cmab	248	7.1	2.3	10.1%	
KEYNOTE-048	NCT02358031	Ⅲ	プラチナ感受性 R/M-HNSCC	Pembro	301				表 3. を参照
				CDDP/CBDCA+5-FU+Pembro	281				
				CDDP/CBDCA+5-FU+Cmab	300				

R/M-HNSCC：再発転移性頭頸部扁平上皮癌，CDDP：シスプラチン，CBDCA：カルボプラチン，5-FU：フルオロウラシル，MTX：メトトレキサート，DTX：ドセタキセル，Cmab：セツキシマブ，Nivo：ニボルマブ，Ipi：イピリムマブ，Pembro：ペムブロリズマブ，mOS：全生存期間中央値（月），mPFS：無増悪生存期間中央値（月），ORR：奏効割合，HR：ハザード比，CI：信頼区間，P：P 値

はニボルマブ単独群 54%，ニボルマブ＋イピリムマブ群 73% で認められ，忍容性も良好と報告された．

これらの結果も背景に周術期 ICI に関する複数の第Ⅲ相試験が進行中である．術前ペムブロリズマブおよび術後補助（化学）放射線治療へのペムブロリズマブ追加の意義を検証する第Ⅲ相試験（KEYNOTE-689 試験，NCT03765918）や，術前術後のニボルマブ±イピリムマブの意義を検証する無作為化非盲検第Ⅲ相試験（IMSTAR-HN 試験，NCT03700905[26]）が代表的であり，結果が待たれる．

また，殺細胞性抗がん薬と ICI の併用療法についても検証されている．切除可能な LA-HNSCC 30 例を対象に，中国の Hengrui Medicine 社が開発した Camrelizumab（抗 PD-1 抗体）とアブラキサンおよび CDDP による術前療法を検証した第Ⅱ相試験（ChiCTR1900025303）では，重篤な有害事象の発生はなく，ORR 96.7%，病理学的完全奏効割合 37.0% と有望な結果が認められている[27]．

なお，術前療法においては対象症例の適切な選択も重要であり，従来は N2 以上の著しいリンパ節転移を有する症例などで生存における恩恵を享受する可能性が高いと認識されてきた[28)29]．また，術前療法が奏効する症例についての予後は，それ以外の症例と比べて有意に良好であることも知られている[30]．したがって，本領域においてはレジメンの開発に加え臨床病期やバイオマーカーなどに基づいた症例選択も重要である．

再発転移性頭頸部扁平上皮癌に対する薬物療法

根治治療を受けた局所進行例の 40〜60% が再発をきたし[9]，救済手術など局所治療の適応とならない症例の多くが全身薬物療法の対象となる．本項では再発転移性頭頸部扁平上皮癌（R/M-HNSCC）に対する過去の臨床試験（表 1）および進行中の臨床試験（表 2）を中心に示す．

1．現在までに主要な結果が得られている臨床試験群

（1）白金製剤感受性患者における薬物療法

① EXTREME 試験（Cmab）

EXTREME 試験は R/M-HNSCC を対象に CDDP/CBDCA＋5-FU＋Cmab（EXTREME 群）と CDDP/CBDCA＋5-FU（PF 群）の有効性を比較した第Ⅲ相試験であり[31]，442 例が 1：1 に割り付けられた．主要評価項目である mOS は EXTREME

表 2. 現在進行中の主な臨床試験(2022 年 11 月現在)

Setting	Phase	Drug	Trial number	Study name	N	Treatment	Primary endpoint
LA-HNSCC	Ⅲ	Pembro, (CDDP)	NCT03765918	KEYNOTE-689	704	Pembro→ope→(C)RT vs. ope→(C)RT	mPR, EFS
LA-HNSCC	Ⅲ	Nivo, CDDP	NCT03576417	NIVOPOSTOP	680	CRT vs. Nivo＋CRT	DFS
LA-HNSCC	Ⅲ	Xevinapant, CDDP	NCT04459715	TrilynX	700	Xevinapant＋CRT vs. Placebo＋CRT	EFS
CDDP unfit LA-HNSCC	Ⅲ	Xevinapant	NCT05386550	XRAY VISION	700	Xevinapant＋RT vs. Placebo＋RT	DFS
CDDP unfit LA-HNSCC	Ⅲ	NBTXR3, Cmab	NCT04892173	NANORAY-312	500	NBTXR3＋RT±Cmab vs. RT±Cmab	PFS
LA-HNSCC	Ⅱ/Ⅲ	CDDP($100\ mg/m^2$ or $40\ mg/m^2$)	NCT05050162		464	3-weekly-CRT vs. weekly-CRT	OS, Toxicity
LA-HNSCC	Ⅱ/Ⅲ	Atezolizumab, Bevacizumab, Other	NCT05063552	ECOG-ACRIN EA3202	430	Chemo vs. Bevacizumab＋Chemo or Bevacizumab＋Atezolizumab	PFS, OS
LA-HNSCC	Ⅱ/Ⅲ	Atezolizumab, Cmab, CDDP, DTX	NCT01810913		613	CRT vs. DTX＋RT vs. DTX＋Cmab＋RT vs. CRT＋Atezolizumab	DFS, OS
R/M-HNSCC	Ⅲ	Palbociclib, Cmab	NCT04966481		81	Palbociclib＋Cmab vs. Cmab	OS
R/M-HNSCC	Ⅲ	Buparlisib, PTX	NCT04338399	BURAN study	40	Buparlisib＋PTX vs. PTX 単剤	OS
Early-HPV-OPC	Ⅱ/Ⅲ	CDDP, Nivo	NCT03952585		711	CRT vs. Nivo＋RT	PFS

LA-HNSCC：局所進行頭頸部扁平上皮癌，R/M-HNSCC：再発転移性頭頸部扁平上皮癌，CDDP unfit：シスプラチン不適，HPV：ヒト乳頭腫ウイルス，OPC：中咽頭癌，RT：放射線治療，CRT：シスプラチン同時併用化学放射線治療，CDDP：シスプラチン，DTX：ドセタキセル，PTX：パクリタキセル，Cmab：セツキシマブ，Nivo：ニボルマブ，Pembro：ペムブロリズマブ，mPR：主要病理学的反応割合，EFS：無イベント生存期間，DFS：無病生存期間，PFS：無増悪生存期間，OS：全生存期間

群 10.1 か月 vs. PF 群 7.4 か月(HR 0.80, 95% CI：0.64-0.99, $P=0.04$)，副次的評価項目である PFS は EXTREME 群 5.6 か月 vs. PF 群 3.3 か月(HR 0.54, 95%CI：0.43-0.67, $P<0.001$)，ORR は EXTREME 群 36% vs. PF 群 20%($P<0.001$)と，いずれも EXTREME 群で有意に優れていた．このため R/M-HNSCC に対して，CDDP 単剤以降初めて OS を延長したレジメンとして，R/M-HNSCC に対する標準治療となり，以降の臨床試験におけるコントロールアームとしての役割も果たしてきた．

② KEYNOTE-048 試験(ペムブロリズマブ)

KEYNOTE-048 試験は，プラチナ製剤感受性(同剤使用から 6 か月後以降の増悪ないし同剤未使用)の R/M-HNSCC においてペムブロリズマブの有効性を検証した試験である[32]~[34](表 3)．計 882 例がペムブロリズマブ単剤群，CDDP/CBDCA＋5-FU＋ペムブロリズマブ群，EXTREME 群の 3 群に 1：1：1 で割り付けされ，前 2 群と EXTREME 群がそれぞれ比較された．主要評価項目は OS と PFS で，腫瘍細胞と腫瘍浸潤免疫細胞の PD-L1 発現(combined positive score：CPS)によるサブグループ別に評価がなされている．

CPS≧20 集団における OS について，ペムブロリズマブ単剤群，CDDP/CBDCA＋5-FU＋ペムブロリズマブ群はいずれも EXTREME 群を優越する結果であった．ここで特筆すべき点として，ペムブロリズマブ単剤群は PFS が比較的短いにもかかわらず長い OS を示していることが挙げられる．背景として，ICI 単剤療法後の薬物療法が良好に奏効していることが示唆されることから，ICI 単剤療法実施時には適切なタイミングで円滑に次治療へ移行することの重要性が窺われる．CPS 1~19 の集団の OS については，CDDP/CBDCA＋5-FU＋ペムブロリズマブ群は EXTREME 群に優る結果であるが，ペムブロリズマブ単剤群と EXTREME 群と同程度とみなされる結果であった．同集団でペムブロリズマブ単剤療法を検

表 3. KEYNOTE-048 試験の結果の要約

		ペムブロリズマブ 単剤群 (n＝301)	EXTREME 群 (n＝300)	HR (95%CI)	ペムブロリズマブ＋ 化学療法群 (n＝281)	EXTREME 群 (n＝278)	HR (95%CI)
CPS≧20	mOS	14.8	10.7	0.58 (0.44-0.78)	14.7	11.0	0.60 (0.45-0.82)
	mPFS	3.4	5.3	0.99 (0.76-1.29)	5.8	5.3	0.76 (0.58-1.01)
	ORR	23.3%	36.1%	—	43.7%	38.2%	—
CPS 1〜19	mOS	10.8	10.1	0.86 (0.66-1.12)	12.7	9.9	0.71 (0.54-0.94)
	mPFS	2.2	4.9	1.25 (0.96-1.61)	4.9	4.9	0.93 (0.71-1.21)
	ORR	14.5%	33.8%	—	29.3%	33.6%	—
CPS<1	mOS	7.9	11.3	1.51 (0.96-2.37)	11.3	10.7	1.21 (0.76-1.94)
	mPFS	2.1	6.2	4.31 (2.63-7.08)	4.7	6.2	1.46 (0.93-2.30)
	ORR	4.5%	42.2%	—	30.8%	39.5%	—

CPS：combined positive score，mOS：全生存期間中央値（月），mPFS：無増悪生存期間中央値（月），ORR：奏効割合，
HR：ハザード比，CI：信頼区間

討する場合は，ORRが比較的低くなる（14.5%）点も念頭にする必要がある．一方で，CPS<1集団におけるOSについては，ペムブロリズマブ単剤群はEXTREME群に劣る傾向が認められていることから選択肢として好ましくない可能性が高い．

本試験ではペムブロリズマブ単独群とCDDP/CBDCA＋5-FU＋ペムブロリズマブ群の直接比較がないこともあり，状況毎のレジメン選択を確定することは困難であるが，CPS所見に加えて，堅固な腫瘍縮小効果の要否や各症例における臓器機能なども考慮した薬物療法の選択がなされるのが実情である．

③ CheckMate 651 試験（ニボルマブ＋イピリムマブ）

CheckMate 651 試験は，プラチナ製剤感受性（同剤使用から6か月後以降の増悪ないし同剤未使用）のR/M-HNSCCを対象とし，ニボルマブ＋イピリムマブの有効性を検証した第Ⅲ相試験である．947例がニボルマブ＋イピリムマブ群とEXTREME群の1：1に割り付けされた[35]．主要評価項目である全患者集団におけるOSはHR 0.95（97.9%CI：0.80-1.13，P＝0.4951），CPS≧20患者集団のOSはHR 0.78（97.5%CI：0.59-1.03，P＝0.0469）であり，いずれの集団でも事前に設定

した統計学的な有意差を示すことができなかった．

(2) 白金製剤抵抗性患者における薬物療法

① CheckMate 141 試験（ニボルマブ）

CheckMate 141 試験は，プラチナ製剤投与6か月以内に再発したR/M-HNSCCの361例を対象に，ニボルマブ群と担当医選択治療群（メトトレキサート，ドセタキセル，セツキシマブのいずれか）の2：1に割り付けし比較を行った第Ⅲ相試験である[36)37]．主要評価項目であるOSはニボルマブ群7.5か月 vs. 担当医選択治療群5.1か月（HR 0.70，95%CI：0.51-0.96，P＝0.01）と有意な延長を認めた．また，腫瘍細胞のPD-L1発現（tumor proportion score：TPS）とp16発現による探索的なサブグループ解析では，発現の有無にかかわらず有意差を維持していた．以上から，プラチナ製剤投与6か月以内のR/M-HNSCCに対してはニボルマブが標準治療となっている．

② KEYNOTE-040 試験（ペムブロリズマブ）

KEYNOTE-040 試験は，プラチナ製剤投与3〜6か月に再発したR/M-HNSCCの495例を対象とし，ペムブロリズマブ群と担当医選択治療群（メトトレキサート，ドセタキセル，セツキシマブのいずれか）の1：1に割り付けし比較を行った第Ⅲ相試験である．ITT解析対象集団において，主要

評価項目である mOS はペムブロリズマブ群 8.4 か月 vs. 担当医選択治療群 7.1 か月（HR 0.81, 95%CI：0.66-0.99, $P＝0.02$）と事前に規定された水準に達することができなかった[38]. しかし, その後12例を追加した事後解析では, ペムブロリズマブ群 8.4 か月 vs. 担当医選択治療群 6.9 か月（HR 0.80, 95%CI：0.65-0.98, $P＝0.016$）と名目上の生存延長効果が報告されている[39].

2. 現在検証が進んでいる薬物療法例

① LEAP-010 試験（レンバチニブ＋ペムブロリズマブ）

LEAP-010 試験（NCT04199104）は, 白金製剤感受性を有する CPS≧1 の R/M-HNSCC において, レンバチニブのペムブロリズマブに対する上乗せ効果を検証する第Ⅲ相試験である. 500 例を対象に, ペムブロリズマブ＋レンバチニブ併用群とペムブロリズマブ単独群を1：1に割り付けるデザインで 2019 年 12 月より登録開始となった. 主要評価項目は, ORR, PFS および OS であり, 現在は追跡期間中で結果の報告が待たれる.

② Tipifarnib（ファルネシルトランスフェラーゼ阻害薬）

RAS は MAPK 経路上のシグナル伝達因子である RAS タンパクをコードする遺伝子であり, *KRAS, NRAS, HRAS* の 3 種類がある. RAS タンパクはファルネシル化を受けることで, 細胞膜に移動し, 恒常的な活性化状態になり, 発がんや増殖に関与する. HNSCC の 4～9％で認められる *HRAS* 変異（バリアントアリル頻度≧20％）陽性 22 例に対するファルネシルトランスフェラーゼ阻害薬 Tipifarnib の検証では, 主要評価項目の ORR は 55.0％, 探索的評価項目である mPFS は 5.6 か月, mOS は 15.4 か月と報告されている[40]. これらの結果を受け, 同剤は米国食品医薬品局（FDA）による画期的治療薬指定を受け, さらなる検証のために登録数を拡大した第Ⅱ相試験（NCT03719690）進行中である.

③ パルボシクリブ（CDK4/6 阻害剤）

CDKN2A によってコードされる CDKN2A はがん抑制タンパクで, CDK4/6 の活性化を起こすことで細胞分裂の制御を抑制し発がんに寄与する. *CDKN2A* の活性型変異が比較的多い HPV 陰性 HNSCC 125 例を対象に, CDK4/6 阻害薬であるパルボシクリブ＋Cmab 群とプラセボ＋Cmab 群を比較した第Ⅱ相試験では, 主要評価項目である OS において Cmab に対するパルボシクリブの上乗せ効果が示されなかった（パルボシクリブ＋Cmab 群 9.7 か月 vs. プラセボ＋Cmab 群 7.8 か月, HR 0.82［95%CI：0.54-1.25］, $P＝0.18$）[41]. 一方で, plasma cell-free DNA での *CDKN2A* 変異の有無によるサブグループ解析では, 同変異を有する群においてパルボシクリブの上乗せ効果が増強されることが報告されており（パルボシクリブ＋Cmab 群 9.7 か月 vs. プラセボ＋Cmab 群 4.6 か月（HR 0.38［95%CI：0.14-1.06］）, 対象を選抜したうえでの開発は期待される.

④ Bintrafusp alfa（抗 PD-L1 抗体/TGFβ 阻害薬）

Bintrafusp alfa は抗 PD-L1 抗体とヒト TGF-$β$ Ⅱ型受容体の細胞外ドメインから構成された遺伝子組み替え融合タンパク質であり, PD-1/PD-L1 経路の遮断と, TGF-$β$ のトラップによって抗腫瘍免疫応答の賦活化を図る薬剤である. 頭頸部癌領域においては, 特に HPV 関連癌で PD-L1 と TGF-$β$ による免疫抑制環境が認められることから, 同対象での効果が期待される. HPV 関連固形癌症 59 例における Bintrafusp alfa 単剤療法では ORR は 30.5％と報告された[42]. また, 後述の HPV 治療用ワクチンとの併用療法も研究が進んでおり, Bintrafusp alfa＋PDS0101（HPV16 標的ペプチド治療ワクチン）＋M9241（IL-12）の三剤併用療法を HPV16 関連固形癌で評価した第Ⅱ相試験では, 全体集団での ORR 55.6％, ICI 未治療集団での ORR 83.3％と良好な成績が示されている[43].

⑤ HPV 抗原標的治療

前述のとおり, 頭頸部癌領域では HPV がその発症に関与している集団が一定数存在するため, 同ウイルス抗原自体を標的とした治療の対象とし

ても扱われることが多い.

　HPV 治療ワクチン療法は主に E6/E7 を標的とし，単独療法での臨床的奏効は確認されづらいものの腫瘍免疫微小環境の改変を介した ICI との相加・相乗効果によって ICI 単独療法を上回る効果が得られるとされる. NCT02426892 は再発転移 HPV16 陽性固形癌を対象に ISA101(HPV16 ペプチドワクチン)＋ニボルマブの効果を検証した第Ⅱ相試験であり，HPV16 陽性中咽頭癌 24 例でのORR は 33%，mOS 15.3 か月(95%CI：10.6-27.2)，3 年 OS 12.5%(95%CI：4.3-36)と，抗PD-1 抗体単剤療法時の一般的な治療成績と比較して良好な結果が報告されている[44]. 有害事象の明らかな増強は認められていないことも好ましい.

　TCR(T-cell receptor)-T 細胞療法は，主要組織適合遺伝子複合体(MHC)上に提示される腫瘍抗原を認識する T 細胞受容体を遺伝子導入した TCR-T 細胞による抗腫瘍効果を期待する治療法である. 再発転移 HPV16 関連固形癌 12 例(HLA-A*02：01)を対象に HPV16 E6 を認識するよう構成された TCR-T 細胞を用いた第Ⅰ/Ⅱ相試験臨床試験(NCT02280811)では 2 人に部分奏効を認めている[45]. また，同様に HPV16 E7 を標的とした TCR-T 細胞療法の第Ⅰ相臨床試験(NCT02858310)では，12 人中 6 人に奏効を認め，うち 1 人で完全奏効を得た[46]. HLA 拘束性や製剤化などにおいて一般化に向けた工夫や調節が必要であるが，貴重な治療選択肢の一つとなり得る.

おわりに

　頭頸部扁平上皮癌の最新免疫・薬物療法について概説した. 各治療セッティグにおける標準治療の開発に加え，前治療の影響や臓器機能などでそれら標準治療が実施困難な集団に対する治療開発も進んでいる. 個々の症例における最適治療の実現に向け，治療予測因子に代表されるバイオマーカーなど新たな知見の集積と実臨床への応用も期待されることから，細分化の進む治療体系全体の包括的な理解が一層求められる.

参考文献

1) Pignon JP, le Maitre A, Maillard E, et al：Meta-analysis of chemotherapy in head and neck cancer(MACH-NC)：an update on 93 randomised trials and 17,346 patients. Radiother Oncol, **92**(1)：4-14, 2009.

2) Sharma A, Kumar M, Bhasker S, et al：An open-label, noninferiority phase Ⅲ RCT of weekly versus three weekly cisplatin and radical radiotherapy in locally advanced head and neck squamous cell carcinoma (ConCERT trial). J Clin Oncol, **40**(16_suppl)：6004, 2022.

3) Bonner JA, Harari PM, Giralt J, et al：Radiotherapy plus cetuximab for squamous-cell carcinoma of the head and neck. N Engl J Med, **354**(6)：567-578, 2006.

4) Bonner JA, Harari PM, Giralt J, et al：Radiotherapy plus cetuximab for locoregionally advanced head and neck cancer：5-year survival data from a phase 3 randomised trial, and relation between cetuximab-induced rash and survival. Lancet Oncol, **11**(1)：21-28, 2010.

5) Okano S, Yoshino T, Fujii M, et al：Phase Ⅱ study of cetuximab plus concomitant boost radiotherapy in Japanese patients with locally advanced squamous cell carcinoma of the head and neck. Jpn J Clin Oncol, **43**(5)：476-482, 2013.

6) Ota Y, Kodaira T, Fujii H, et al：Real-world clinical outcomes in Japanese patients with locally advanced squamous cell carcinoma of the head and neck treated with radiotherapy plus cetuximab：a prospective observational study(JROSG12-2). Int J Clin Oncol, **27**(11)：1675-1683, 2022.

7) Gillison ML, Trotti AM, Harris J, et al：Radiotherapy plus cetuximab or cisplatin in human papillomavirus-positive oropharyngeal cancer (NRG Oncology RTOG 1016)：a randomised, multicentre, non-inferiority trial. Lancet, **393**(10166)：40-50, 2019.

8) Mehanna H, Robinson M, Hartley A, et al：Radiotherapy plus cisplatin or cetuximab in low-risk human papillomavirus-positive oropharyngeal cancer(De-ESCALaTE HPV)：an open-label randomised controlled phase 3 trial. Lancet, **393**(10166)：51-60, 2019.

9) Machiels JP, Rene Leemans C, Golusinski W, et al：Squamous cell carcinoma of the oral cavity, larynx, oropharynx and hypopharynx：EHNS-ESMO-ESTRO Clinical Practice Guidelines for diagnosis, treatment and follow-up. Ann Oncol, **31**(11)：1462-1475, 2020.

10) Price KA, Cohen EE：Current treatment options for metastatic head and neck cancer. Curr Treat Options Oncol, **13**(1)：35-46, 2012.

11) Lee NY, Ferris RL, Psyrri A, et al：Avelumab plus standard-of-care chemoradiotherapy versus chemoradiotherapy alone in patients with locally advanced squamous cell carcinoma of the head and neck：a randomised, double-blind, placebo-controlled, multicentre, phase 3 trial. Lancet Oncol, **22**(4)：450-462, 2021.

12) Machiels J：Primary results of the phase Ⅲ KEYNOTE-412 study：Pembrolizumab(pembro)with chemoradiation therapy(CRT)vs placebo plus CRT for locally advanced(LA) head and neck squamous cell carcinoma (HNSCC). Ann Oncol, **33**(suppl_7)：S808-S869, 2022. 10.1016/annonc/annonc1089, 2022.

13) Sun XS, Tao Y, Le Tourneau C, et al：Debio 1143 and high-dose cisplatin chemoradiotherapy in high-risk locoregionally advanced squamous cell carcinoma of the head and neck：a double-blind, multicentre, randomised, phase 2 study. Lancet Oncol, **21**(9)：1173-1187, 2020.

14) Bourhis J, Le Tourneau C, Calderon B, et al：LBA33 5-year overall survival(OS)in patients (pts)with locally advanced squamous cell carcinoma of the head and neck(LA SCCHN) treated with xevinapant＋chemoradiotherapy (CRT)vs placebo＋CRT in a randomized, phase Ⅲ study. Ann Oncol, **33**：S1400, 2022.

15) Tao Y, Biau J, Sun XS, et al：Pembrolizumab versus cetuximab, concurrent with radiotherapy in patients with locally advanced squamous cell carcinoma of head and neck unfit for cisplatin(GORTEC 2015-01 PembroRad)：a multicenter, randomized, phase Ⅱ trial. Ann Oncol **34**(1)：101-110, 2023.

16) Cooper JS, Pajak TF, Forastiere AA, et al：Postoperative concurrent radiotherapy and chemotherapy for high-risk squamous-cell carcinoma of the head and neck. N Engl J Med, **350**(19)：1937-1944, 2004.

17) Bernier J, Domenge C, Ozsahin M, et al：Postoperative irradiation with or without concomitant chemotherapy for locally advanced head and neck cancer. N Engl J Med, **350**(19)：1945-1952, 2004.

18) Bernier J, Cooper JS, Pajak TF, et al：Defining risk levels in locally advanced head and neck cancers：a comparative analysis of concurrent postoperative radiation plus chemotherapy trials of the EORTC(#22931)and RTOG(#9501). Head Neck, **27**(10)：843-850, 2005.

19) Kiyota N, Tahara M, Mizusawa J, et al：Weekly Cisplatin Plus Radiation for Postoperative Head and Neck Cancer(JCOG1008)：A Multicenter, Noninferiority, Phase Ⅱ/Ⅲ Randomized Controlled Trial. J Clin Oncol, **40** (18)：1980-1990, 2022.
Summary 局所進行頭頸部扁平上皮癌に対する術後化学放射線療法における CDDP の投与方法を検証した試験.

20) Leddon JL, Gulati S, Haque S, et al：Phase Ⅱ Trial of Adjuvant Nivolumab Following Salvage Resection in Patients with Recurrent Squamous Cell Carcinoma of the Head and Neck. Clin Cancer Res, **28**(16)：3464-3472, 2022.

21) Nathan C-AO, Hayes DN, Karrison T, et al：A Randomized Multi-Institutional Phase Ⅱ Trial of Everolimus as Adjuvant Therapy in Patients with Locally Advanced Squamous Cell Cancer of the Head and Neck. Clin Cancer Res, **28**(23)：5040-5048, 2022.

22) Zhong LP, Zhang CP, Ren GX, et al：Randomized phase Ⅲ trial of induction chemotherapy with docetaxel, cisplatin, and fluorouracil followed by surgery versus up-front surgery in locally advanced resectable oral squamous cell carcinoma. J Clin Oncol, **31**(6)：744-751, 2013.

23) Ferris RL, Spanos WC, Leidner R, et al：Neoadjuvant nivolumab for patients with resectable HPV-positive and HPV-negative squamous cell carcinomas of the head and neck in the CheckMate 358 trial. J Immunother Cancer, **9**(6), 2021.

24) Uppaluri R, Campbell KM, Egloff AM, et al：Neoadjuvant and Adjuvant Pembrolizumab in

Resectable Locally Advanced, Human Papillomavirus-Unrelated Head and Neck Cancer : A Multicenter, Phase Ⅱ Trial. Clin Cancer Res, **26**(19) : 5140-5152, 2020.

25) Schoenfeld JD, Hanna GJ, Jo VY, et al : Neoadjuvant Nivolumab or Nivolumab Plus Ipilimumab in Untreated Oral Cavity Squamous Cell Carcinoma : A Phase 2 Open-Label Randomized Clinical Trial. JAMA Oncol, **6**(10) : 1563-1570, 2020.

26) Zech HB, Moeckelmann N, Boettcher A, et al : Phase Ⅲ study of nivolumab alone or combined with ipilimumab as immunotherapy versus standard of care in resectable head and neck squamous cell carcinoma. Future Oncol, **16**(36) : 3035-3043, 2020.

27) Zhang Z, Wu B, Peng G, et al : Neoadjuvant Chemoimmunotherapy for the Treatment of Locally Advanced Head and Neck Squamous Cell Carcinoma : A Single-Arm Phase 2 Clinical Trial. Clin Cancer Res, **28**(15) : 3268-3276, 2022.

28) Geoffrois L, Martin L, De Raucourt D, et al : Induction Chemotherapy Followed by Cetuximab Radiotherapy Is Not Superior to Concurrent Chemoradiotherapy for Head and Neck Carcinomas : Results of the GORTEC 2007-02 Phase Ⅲ Randomized Trial. J Clin Oncol, **36**(31) : 3077-3083, 2018.

29) Ghi MG, Paccagnella A, Ferrari D, et al : Induction TPF followed by concomitant treatment versus concomitant treatment alone in locally advanced head and neck cancer. A phase Ⅱ-Ⅲ trial. Ann Oncol, **28**(9) : 2206-2212, 2017.

30) Urba S, Wolf G, Eisbruch A, et al : Single-cycle induction chemotherapy selects patients with advanced laryngeal cancer for combined chemoradiation : a new treatment paradigm. J Clin Oncol, **24**(4) : 593-598, 2006.

31) Vermorken JB, Mesia R, Rivera F, et al : Platinum-based chemotherapy plus cetuximab in head and neck cancer. N Engl J Med, **359**(11) : 1116-1127, 2008.
　Summary 再発・転移頭頸部扁平上皮癌に対するプラチナ＋5-FU に対するセツキシマブの上乗せ効果を検証した試験.

32) Burtness B, Harrington KJ, Greil R, et al : Pembrolizumab alone or with chemotherapy versus cetuximab with chemotherapy for recurrent or metastatic squamous cell carcinoma of the head and neck(KEYNOTE-048) : a randomised, open-label, phase 3 study. Lancet, **394**(10212) : 1915-1928, 2019.
　Summary プラチナ感受性の再発・転移頭頸部扁平上皮癌に対するペムブロリズマブの効果を検証した試験.

33) Harrington KJ, Burtness B, Greil R, et al : Pembrolizumab With or Without Chemotherapy in Recurrent or Metastatic Head and Neck Squamous Cell Carcinoma : Updated Results of the Phase Ⅲ KEYNOTE-048 Study. J Clin Oncol, **41**(4) : 790-802. JCO 2102508, 2022.

34) Burtness B, Rischin D, Greil R, et al : Pembrolizumab Alone or With Chemotherapy for Recurrent/Metastatic Head and Neck Squamous Cell Carcinoma in KEYNOTE-048 : Subgroup Analysis by Programmed Death Ligand-1 Combined Positive Score. J Clin Oncol, **40**(21) : 2321-2332, 2022.

35) Haddad RI, Harrington K, Tahara M, et al : Nivolumab Plus Ipilimumab Versus EXTREME Regimen as First-Line Treatment for Recurrent/Metastatic Squamous Cell Carcinoma of the Head and Neck : The Final Results of CheckMate 651. J Clin Oncol, 2022. JCO 2200332.

36) Ferris RL, Blumenschein G Jr, Fayette J, et al : Nivolumab for Recurrent Squamous-Cell Carcinoma of the Head and Neck. N Engl J Med, **375**(19) : 1856-1867, 2016.
　Summary プラチナ抵抗性の再発・転移頭頸部扁平上皮癌に対するニボルマブ単剤の効果を検証した試験.

37) Gillison ML, Blumenschein G, Fayette J, et al : Long-term Outcomes with Nivolumab as First-line Treatment in Recurrent or Metastatic Head and Neck Cancer : Subgroup Analysis of CheckMate 141. Oncologist, **27**(2) : e194-e198, 2022.

38) Cohen EE, Harrington KJ, Le Tourneau C, et al : Pembrolizumab(pembro)vs standard of care(SOC)for recurrent or metastatic head and neck squamous cell carcinoma(R/M HNSCC) : Phase 3 KEYNOTE-040 trial. Ann

Oncol, **28**：v628, 2017.

39) Cohen EEW, Soulieres D, Le Tourneau C, et al：Pembrolizumab versus methotrexate, docetaxel, or cetuximab for recurrent or metastatic head-and-neck squamous cell carcinoma(KEYNOTE-040)：a randomised, open-label, phase 3 study. Lancet, **393**(10167)：156-167, 2019.

40) Ho AL, Brana I, Haddad R, et al：Tipifarnib in Head and Neck Squamous Cell Carcinoma With HRAS Mutations. J Clin Oncol, **39**(17)：1856-1864, 2021.

41) Adkins DR, Lin JC, Sacco A, et al：Palbociclib and cetuximab compared with placebo and cetuximab in platinum-resistant, cetuximab-naive, human papillomavirus-unrelated recurrent or metastatic head and neck squamous cell carcinoma：A double-blind, randomized, phase 2 trial. Oral Oncol, **115**：105192, 2021.

42) Strauss J, Gatti-Mays ME, Cho BC, et al：Bintrafusp alfa, a bifunctional fusion protein targeting TGF-beta and PD-L1, in patients with human papillomavirus-associated malignancies. J Immunother Cancer, **8**(2)：e001395, 2020.

43) Strauss J, Floudas CS, Sater HA, et al：Phase Ⅱ evaluation of the triple combination of PDS0101, M9241, and bintrafusp alfa in patients with HPV 16 positive malignancies. J Clin Oncol, **39**(15)：2501, 2021.

44) Massarelli E, William W, Johnson F, et al：Combining Immune Checkpoint Blockade and Tumor-Specific Vaccine for Patients With Incurable Human Papillomavirus 16-Related Cancer：A Phase 2 Clinical Trial. JAMA Oncol, **5**(1)：67-73, 2019.

45) Doran SL, Stevanovic S, Adhikary S, et al：T-Cell Receptor Gene Therapy for Human Papillomavirus-Associated Epithelial Cancers：A First-in-Human, Phase Ⅰ/Ⅱ Study. J Clin Oncol, **37**(30)：2759-2768, 2019.

46) Nagarsheth NB, Norberg SM, Sinkoe AL, et al：TCR-engineered T cells targeting E7 for patients with metastatic HPV-associated epithelial cancers. Nat Med, **27**(3)：419-425, 2021.

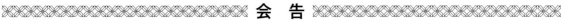

第 29 回日本摂食嚥下リハビリテーション学会学術大会
テーマ『摂食嚥下リハビリテーションと多様性』

会　期：2023 年 9 月 2 日（土）・3 日（日）

会　場：パシフィコ横浜ノース

　　　　〒 220-0012　神奈川県横浜市西区みなとみらい 1-1-1

　　　　https://www.pacifico.co.jp/visitor/floorguide/tabid/679/Default.aspx

会　長：芳賀信彦（東京大学大学院医学系研究科リハビリテーション医学分野　前教授／国立障害者

　　　　リハビリテーションセンター　自立支援局長）

開催方式：現地開催ならびにオンデマンド配信（ただし，全講演ではございません．）

　　　　　※一部 LIVE 配信もございます．

HP：https://www.mediproduce.com/jsdr29/

【運営事務局】第 29 回日本摂食嚥下リハビリテーション学会　学術大会

　　　　　　運営事務局担当：奥村　玲・高橋滉太・小池えり子・久保田恵里

　　　　　　〒 150-6090　東京都渋谷区恵比寿 4-20-4

　　　　　　恵比寿ガーデンプレイス　グラススクエア PORTAL POINT Ebisu #B5

　　　　　　TEL：03-6456-4018（平日 10：00〜18：00）／FAX：03-6456-4025

　　　　　　E-mail：29jsdr@mediproduce.com

MB ENT, 285：13-16, 2023

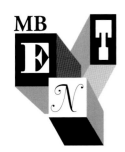

◆特集・頭頸部癌治療の新しい道—免疫・薬物療法—

上咽頭癌の最新免疫・薬物療法

近藤 悟*

Abstract 上咽頭癌は，Epstein-Barr ウイルスがその発症に深くかかわっており，放射線療法・薬物療法に感受性が高い特徴を有する．化学放射線療法が上咽頭癌の標準的治療である．シスプラチン(CDDP)と 5FU ブースト補助全身化学療法と放射線療法が欧米での標準的治療である．また，ドセタキセル，CDDP，5FU の 3 剤併用をはじめとした導入化学療法の有効性も報告されている．本邦では，化学療法と放射線療法の交替療法が報告され良好な成績を報告している．再発・遠隔転移例に対しては CDDP とゲムシタビンの併用療法をはじめとした様々な化学療法の有効性が報告されている．また，再発・遠隔転移例に免疫療法として，ペンブロリズマブとニボルマブなどの抗 PD-1 抗体も有用である．その他の免疫療法として，養子細胞療法やワクチン療法が期待される．これらの治療法により，上咽頭癌の治療成績が向上することを期待する．

Key words 上咽頭癌(nasopharyngeal carcinoma)，Epstein-Barr ウイルス(Epstein-Barr virus)，化学療法(chemotherapy)，交替療法(alternating chemoradiotherapy)，免疫療法(immunotherapy)

はじめに

上咽頭癌は，顔面の最深部という解剖学的特徴から自覚症状に乏しいことが多く，初診時には進行した症例が多い．早期癌の一部や初回治療後の現局した再発症例を除いて手術適応となることは稀である．

上咽頭癌は，放射線療法・薬物療法に感受性が高い特徴を有し，標準的治療として放射線療法が中心的役割を担う．1990 年代より強度変調放射線療法(intensity modulated radiotherapy：IMRT)の開発が進み，IMRT による上咽頭癌の頸部・局所制御率は 90％前後と報告されるようになった[1][2]．一方，他の頭頸部癌に比べ，その一次効果は優れるが遠隔転移による死亡例も少なくなく，遠隔転移の制御が生存率向上のため重要である．また，Epstein-Barr ウイルス(EBV)が発癌に密接に関与する腫瘍であり，EBV 遺伝子産物が様々な

因子を誘導し転移を促進させる[3]．これらのことから，上咽頭癌の治療には化学療法の上乗せによって遠隔転移制御の向上が重要である．本稿では，上咽頭癌に対する薬物療法と免疫療法，さらに新治療の開発状況についても概説する．

上咽頭癌の標準治療

上咽頭癌治療の中心は，化学療法および放射線療法である．1998 年に Al-Sarraf らが，局所進行上咽頭癌に対して初めて化学療法の有用性を示した[4]．この Intergroup study 0099 は，放射線治療単独 vs. シスプラチン(CDDP)同時併用放射線療法＋CDDP と 5FU ブースト補助全身化学療法のランダム化比較試験の結果を報告し，3 年生存率は放射線単独群の 47％に対して，化学放射線療法群では 78％と有意に優れ，放射線治療単独に対する，化学療法の上乗せ効果が有意であることを初めて示した(図 1)．

---

* Kondo Satoru, 〒 920-8640 石川県金沢市宝町 13-1 金沢大学耳鼻咽喉科・頭頸部外科，講師

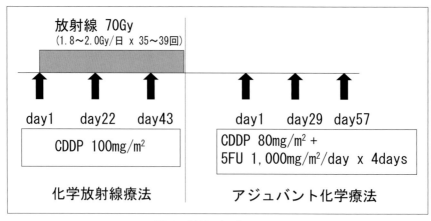

図 1．0099 プロトコール

その後，Ⅰ期および遠隔転移を認める症例以外は，この報告に基づいた治療がもっとも推奨され，欧米での標準治療となった．しかしながら，本邦でも導入が試みられたが，治療が長期にわたり，アジュバント化学療法の治療完遂率が低く普及しなかった．その後，中国からアジュバント化学療法の有用性を検証するランダム化試験が報告された．その報告では，0099 プロトコールのアジュバント化学療法の上乗せは，粗生存，無病生存，局所制御のいずれも改善しないという報告がなされた[5]．

また，最初の上咽頭癌における導入化学療法の有用性を検証したランダム化試験は中国より報告された[6]．進行上咽頭癌 241 例を 3 サイクルの（CDDP 100 mg/m²）による同時併用放射線療法群と 3 サイクルの TPF 導入化学療法（ドセタキセル 60 mg/m² day 1，CDDP 60 mg/m² day 1，5FU 600 mg/m² day 1〜5）後に 3 サイクルの CDDP 同時併用放射線療法群の導入化学療法先行群に分けたところ，無増悪生存割合，生存割合，無遠隔生存割合がいずれも導入化学療法先行群で良好であったが，血液毒性などの有害事象は導入化学療法先行群で有意に増加していた．

さらに，2019 年に上咽頭癌 480 例を対象に 3 サイクルの CDDP 併用放射線療法群に加え，ゲムシタビンと CDDP による導入化学療法（GP 導入化学療法）を施行する群としない群で比較したところ，導入化学療法施行群で無増悪生存割合，生存割合が有意に増加した[7]．このように導入化学療

法の有効性も報告されてきた．

また，RTOG0615 試験では，44 例の上咽頭癌に対して，導入化学療法先行群とベバシズマブ（BV）の同時併用法を比較し，その有効性と安全性を確認する単アームの第Ⅱ相試験が行われた[8]．BV 併用療法において，化学療法の完遂率低下や毒性増強は明らかではなかったものの，2 割ほどに粘膜からの出血を認めた．本邦では，BV は上咽頭癌に適応外である．

交替療法

本邦では，不破らが上咽頭癌に対しての化学療法と放射線治療の交替療法を施行し，多施設共同第Ⅱ相試験で良好な成績を報告した[9]．3 コースの CDDP＋5FU の全身化学療法のインターバルを利用し放射線治療を行うものである（図2）[9]．この方法は完遂率が 76％と高く，治療成績は，5 年全生存率，5 年無増悪生存率はそれぞれ 78％，68％であり，優れた有効率を示すことを報告した．当院でも，遠隔転移を認めない上咽頭癌Ⅱ期以上の症例に対して交替療法を行っており，同様に良好な成績を得ている[10]．高用量の化学療法は遠隔転移の制御に有意義であるが，上咽頭癌の放射線同時併用では照射が広範なため治療完遂率が低下する．5FU 併用の場合は特に粘膜炎が増強するものの，交替療法では，化学療法同時併用放射線療法に比べても安全に化学療法の intensity を上げることが可能な治療である．

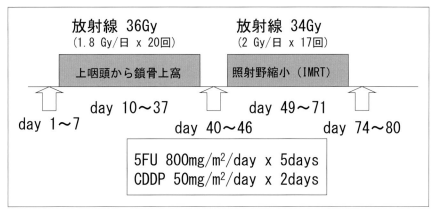

図 2. 交替療法プロトコール

再発・遠隔転移例への薬物療法

再発・遠隔転移例の予後は不良である．頸部限局再発なら救済手術の適応となる．原発巣への限局再発例であれば，適応は限られるが IMRT などの再照射の適応となることもある．しかし，多くの症例では局所治療の選択となる症例は少ない．

Hong らは，再発上咽頭癌症例に対して，5FU＋CDDP 投与群とゲムシタビン＋CDDP 投与群を比較した第Ⅲ相試験を行った[11]．その結果はゲムシタビン＋CDDP 投与群は有意に生存期間，無増悪生存期間を延長させることが判明した．本邦では現時点ではゲムシタビンの保険適用はないが今後再発・転移例への治療選択肢として考えられる．その他の報告として，ゲムシタビンとビノレルビンの有効性を示したものがあるが，ビノレルビンも保険適用外である[12]．

免疫療法

免疫療法は期待される上咽頭癌の治療と考えられる．特に，免疫チェックポイント阻害薬が期待される．免疫機構により癌細胞が発見されると，攻撃を担当する T 細胞に信号が伝わり攻撃が開始されるが，T 細胞に発現する PD-1 に癌細胞が発現する PD-L1 と結合すると T 細胞の攻撃は抑制される．この癌免疫逃避機構に着目した阻害薬の開発が進み，特に抗 PD-1 抗体が上咽頭癌に一定の効果があることが報告されている．抗 PD-1 抗体として，ペンブロリズマブとニボルマブが臨床応用されている．再発転移上咽頭癌におけるペンブロリズマブの効果は KEYNOTE-028 試験で報告されている．27 例の症例に対し，全奏効率は 25％，病勢コントロール率は 60％と良好な結果であった[13]．また，ニボルマブの効果については NCI-9742 で報告されており，44 例の再発・上咽頭癌に対して解析され，1 年粗生存率が有意に上昇したことが報告されている[14]．

その他の上咽頭癌の免疫療法として，養子細胞療法とワクチン療法が報告されている[15]．養子細胞療法では，EBV 特異的細胞傷害性 T 細胞（CTL）を用いた治療が報告され一定の効果を上げている．また，EBV エピトープペプチドを用いたワクチン療法も同様に一定の効果が報告されている[16]．

まとめ

上咽頭癌では，放射線療法，化学療法が治療の主体となる．本稿では，現在の欧米での標準治療を踏まえつつ，交替療法，導入化学療法，そして免疫療法などの可能性について述べた．これらの治療法により，上咽頭癌の治療成績が向上することを期待する．

文 献

1) Chao KS, Majhail N, Huang CJ, et al：Intensity-modulated radiation therapy reduces late salivary toxicity without compromising tumor control in patients with oropharyngeal carcinoma：a comparison with conventional techniques. Radiother Oncol, **61**：275-280, 2001.
2) Marta GN, Silva V, Andrade H, et al：Inten-

sity-modulated radiation therapy for head and neck cancer：systematic review and meta-analysis. Radiother Oncol, **110**：9-15, 2014.

3）Nakanishi Y, Wakisaka N, Kondo S, et al：Progression of understanding for the role of Epstein-Barr virus and management of nasopharyngeal carcinoma. Cancer Metastasis Rev, **36**：435-447, 2017.

4）Al-Sarraf M, LeBlanc M, Giri PG, et al：Chemoradiotherapy versus radiotherapy in patients with advanced nasopharyngeal cancer：phase Ⅲ randomized Intergroup study 0099. J Clin Oncol, **16**：1310-1317, 1998.
Summary 上咽頭癌で放射線治療群と CDDP 同時併用放射線療法＋補助化学療法群を比較し，化学療法の上乗せ効果を示した．

5）Chen L, Hu CS, Chen XZ, et al：Concurrent chemoradiotherapy plus adjuvant chemotherapy versus concurrent chemoradiotherapy alone in patients with locoregionally advanced nasopharyngeal carcinoma：a phase 3 multicentre randomised controlled trial. Lancet Oncol, **13**：163-171, 2012.

6）Sun Y, Li WF, Chen NY, et al：Induction chemotherapy plus concurrent chemoradiotherapy versus concurrent chemoradiotherapy alone in locoregionally advanced nasopharyngeal carcinoma：a phase 3, multicentre, randomised controlled trial. Lancet Oncol, **17**：1509-1520, 2016.
Summary 上咽頭癌に対し，ドセタキセル，CDDP，5FU の導入化学療法先行群では CDDP 併用放射線療法群に比し，無増悪生存割合，生存割合，無遠隔生存割合が増加した．

7）Zhang Y, Chen L, Hu GQ, et al：Gemcitabine and Cisplatin induction chemotherapy in nasopharyngeal carcinoma. N Engl J Med, **381**：1124-1135, 2019.
Summary ゲムシタビンと CDDP 導入化学療法先行群では CDDP 併用放射線療法群に比し，無増悪生存割合，粗生存割合が有意に増加した．

8）Zhang L, Haung Y, Hong S, et al：Gemcitabine plus cisplatin versus fluorouracil plus cisplatin in recurrent or metastatic nasopharyngeal carcinoma：a multicentre, randomised, open-label, phase 3 trial. Lancet, **388**：1146-1151, 2012.

9）Fuwa N, Kodaira T, Daimon T, et al：The long-term outcomes of alternating chemodiotherapy for locoregionally advanced nasopharyngeal carcinoma：a multiinstitutional phase Ⅱ study. Cancer Med, **4**：1186-1195, 2015.

10）Ueno T, Endo K, Kondo S, et al：Factors affecting outcomes of alternating chemoradiotherapy for nasopharyngeal cancer. Ann Otol Rhinol Laryngol, **123**：509-516, 2014.

11）Hong S, Zhang Y, Yu G, et al：Gemcitabine Plus Cisplatin Versus Fluorouracil Plus Cisplatin as First-Line Therapy for Recurrent or Metastatic Nasopharyngeal Carcinoma：Final Overall Survival Analysis of GEM20110714 Phase Ⅲ Study. J Clin Oncol, **39**：3273-3282, 2021.

12）Chen C, Wang FH, Wang ZQ, et al：Salvage gemcitabine-vinorelbine chemotherapy in patients with metastatic nasopharyngeal carcinoma pretreated with platinum-based chemotherapy. Oral Oncol, **48**：1146-1151, 2012.

13）Ott PA, Bang YJ, Piha-Paul SA, et al：T-Cell-Inflamed Gene-Expression Profile, Programmed Death Ligand 1 expression, and tumor mutational burden predict efficacy in patients treated with Pembrolizumab across 20 cancers：KEYNOTE-028. J Clin Oncol, **37**：318-327, 2019.

14）Hsu C, Lee SH, Ejadi S, et al：Safety and antitumor activity of Pembrolizumab in patients with Programmed Death-Ligand 1-positive nasopharyngeal carcinoma：results of the KEYNOTE-028 Study. J Clin Oncol, **35**：4050-4056, 2017.

15）Straathof KC, Bollard CM, Popat U, et al：Treatment of nasopharyngeal carcinoma with Epstein-Barr virus--specific T lymphocytes. Blood, **105**：1898-1904, 2005.

16）Lutzky VP, Corban M, Heslop L, et al：Novel approach to the formulation of an Epstein-Barr virus antigen-based nasopharyngeal carcinoma vaccine. J Virol, **84**：407-417, 2010.

MB ENT, 285：17–21, 2023

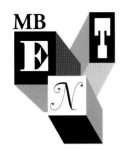

◆特集・頭頸部癌治療の新しい道—免疫・薬物療法—

甲状腺癌の最新免疫・薬物療法

鈴木基之[*1]　猪原秀典[*2]

Abstract　甲状腺癌は殺細胞性抗がん薬に抵抗性であり，これまで有効な薬物療法は存在しなかった．ソラフェニブやレンバチニブといったマルチチロシンキナーゼ阻害薬の登場を皮切りに，分子標的薬の開発が急速に進んでおり日進月歩である．最近では甲状腺癌の発がん経路である MAPK 経路や PI3K-AKT 経路に注目が集まっている．これらの pathway にあるタンパク質をコードした遺伝子異常に対しそれぞれの阻害薬が開発され多くの臨床試験が行われ臨床応用に至っている．また，甲状腺癌の組織型別の遺伝子異常の特徴が整理され，従来の組織型による治療選択から遺伝子異常による治療選択に変化しようとしている．

　遠からず標準的となるであろうがんゲノム医療の時代において，甲状腺癌治療に携わる頭頸部外科医にとってもこれらの発がん経路のメカニズムについて十分な知識をもっておくことが必要不可欠である．

Key words　甲状腺分化癌（differentiated thyroid cancer），甲状腺未分化癌（anaplastic thyroid cancer），分子標的治療薬（molecular target therapy），遺伝子異常（genetic alteration）

甲状腺分化癌における薬物療法の役割

　甲状腺分化癌に対する治療の中心は手術である．周囲臓器進展や大きなリンパ節転移もしくは遠隔転移を伴う例であっても，局所が切除可能であれば甲状腺全摘術後に放射性ヨウ素内用療法（RAI）を行う．また，局所再発例であっても切除可能であれば手術を優先することが通常である．しかしながら，一部の症例は切除不能であったりRAI 抵抗性であり治療に難渋し予後は不良である[1]．以前より進行・再発甲状腺分化癌に対し殺細胞性抗がん薬の効果の検証が試みられてはいたが，奏効率も低く十分な効果が得られているとは言い難かった．そんな中，分子生物学的研究により腫瘍の増殖や血管新生などにかかわる分子について解明が進み，その分子を標的とした抗体薬の開発が加速的に広がったことで，予後の延長や

QOL の維持が期待できるようになってきた．

　一方，甲状腺分化癌は再発や転移があっても緩徐な進行を示す症例が多いことが特有の問題として挙げられる．甲状腺分化癌以外のがんで切除不能な再発・転移巣の存在が明らかとなれば，適応となる薬物療法を速やかに開始することが一般的であるが，甲状腺分化癌の再発・転移巣は年単位でもわずかな増大しか示さないことも珍しくなく，薬物療法によるメリット（腫瘍縮小，症状緩和，予後延長など）とデメリット（有害事象，コストなど）を慎重に検討する必要がある．

甲状腺癌にかかわる
シグナル伝達経路と分子標的薬

　甲状腺癌にかかわる細胞内シグナル伝達として重要なものは大きく3つ挙げられる．一つは細胞表面に存在する受容体型チロシンキナーゼ

[*1] Suzuki Motoyuki，〒565-0871　大阪府吹田市山田丘 2-2　大阪大学大学院医学系研究科耳鼻咽喉科・頭頸部外科，助教
[*2] Inohara Hidenori，同科，教授

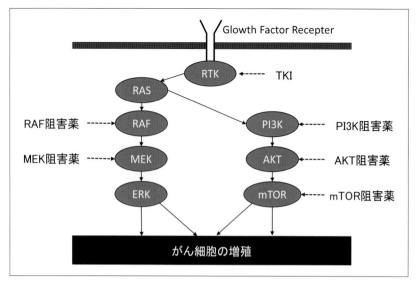

図 1. シグナル伝達経路と阻害薬
（文献 2，3，4 より改変）

表 1. 本邦において甲状腺癌に対し用いられる mTKI の標的分子と適応

	適応	VEGFR	EGFR	PDGFR	KIT	FGFR	RET	FLT3	RAF
ソラフェニブ	分化癌	○		○	○		○	○	○
レンバチニブ	分化癌 未分化癌	○		○	○	○	○		
バンデタニブ	髄様癌	○	○				○		

（receptor tyrosine kinase：RTK），もう一つは MAPK（mitogen activated protein kinase）経路，そして PI3K-AKT 経路である（図 1）.

　RTK は細胞の分化や増殖などのシグナル伝達に重要な役割を果たし，その遺伝子変異ががんの増殖などにかかわることが知られている．RTK には EGFR（上皮成長因子受容体），VEGFR（血管内皮細胞増殖因子受容体），RET ファミリーなど多くの種類が存在するが，その一つないしは複数を標的として阻害するのがチロシンキナーゼ阻害薬（TKI）である．甲状腺癌では VEGF（血管内皮細胞増殖因子）などの血管新生因子の発現が亢進していることから，VEGFR をはじめとした複数の RTK を阻害するマルチチロシンキナーゼ阻害薬（mTKI）の臨床応用が進んでいる．現在，甲状腺癌に用いられる mTKI としてはソラフェニブ，レンバチニブ，バンデタニブが挙げられる（表 1）.　また，RET 変異には突然変異と再構成の 2 種類があるが，前者は遺伝性甲状腺髄様癌で知られ，後者は乳頭癌の遺伝子変異（RET/PTC）として報告

されている.

　RTK の下流には MAPK 経路や PI3K-AKT 経路が存在し，細胞増殖やアポトーシス抑制などにかかわる細胞内シグナルを伝達している．これまで甲状腺癌におけるこれらの経路にあるタンパク質をコードする遺伝子異常が知られている（表 2）.　甲状腺乳頭癌では BRAF 変異，RAS 変異が中心で，これらの変異により MAPK 経路が活性化される．濾胞癌では約 40〜50％ 程度に RAS 変異を認め，MAPK 経路と PI3K/AKT 経路が活性化される．未分化癌ではさらに TP53 変異などが加わることでより染色体の不安定性が大きいことが特徴的である．これらのタンパク質をターゲットとして様々な分子標的薬が開発されている.

マルチ受容体チロシンキナーゼ阻害薬（mTKI）

　RAI 抵抗性の切除不能甲状腺癌を対象としたソラフェニブ/レンバチニブの RCT である DECISION 試験[5]/SELECT 試験[6]ではいずれも無増悪生存期間をプラセボに対し有意に延長させた

表 2. 甲状腺癌における主な遺伝子異常

	乳頭癌	濾胞癌	髄様癌 （遺伝性）	髄様癌 （孤発性）	低分化癌	未分化癌
BRAF 変異	40〜80%	5%			10〜20%	20〜40%
RAS 変異	10〜20%	40〜50%		10〜40%	20〜40%	20〜40%
RET 変異			100%	50%		
RET 再構成	10〜20%	0%			0〜13%	0%
PTEN 変異	1〜2%	10〜15%			5〜15%	5〜15%
TP53 変異	0〜5%	0〜9%			20〜30%	50〜80%

表 3. RCT における TKI の有効性の結果

		奏効率	P-value	無増悪生存期間 （中央値）	Hazard Ratio (95% CI)	P-value
DECISION 試験	プラセボ	0.5%		5.8 か月	0.59 (0.45-0.76)	
	ソラフェニブ	12%	<0.0001	10.8 か月		<0.0001
SELECT 試験	プラセボ	1.5%		3.6 か月	0.21 (0.14-0.31)	
	レンバチニブ	65%	<0.001	18.3 か月		<0.001
ZETA 試験	プラセボ			19.3 か月	0.46 (0.14-0.69)	
	バンデタニブ			not reached		<0.001

（表 3）．特に，DECISION 試験，SELECT 試験は対象の適格基準を最近 14/13 か月以内に明らかな進行が認められる症例とし，RAI 抵抗性の定義を I-131 シンチで集積を示さない病変の存在，RAI 後にそれぞれ 16/12 か月以内に進行する病変の存在，RAI の累積線量が 600 mCi 以上，としているところが重要である．本邦における甲状腺癌薬物療法委員会と日本核医学会からの指針でもほぼ同様であり，RAI 抵抗性となっても分化癌の進行は遅く多くの患者は長期に無症状で経過するため，TKI の導入時期については十分な検討が必要となる．一般的には CT などの画像を定期的に撮像し，1 年程度の期間で PD（progressive disease）となるものが一つの目安である．また，抗サイログロブリン抗体陰性の症例ではサイログロブリンの倍加時間（Tg doubling time）が 1 年未満のものは予後不良とされており[7]血清 Tg 値も参考にすべき所見である．一方，これらの薬剤は高血圧，蛋白尿，全身倦怠感などの有害事象は必発であり，長期投与例が増えてくるにしたがい適切な投与方法についても検討がなされてきた．通常は Grade 3 以上の有害事象が生じると 1〜2 週間程度の休薬を行い回復を確認したのちに減量再開するが，長期の休薬の回避や高用量の継続投与を行うために予定休薬が有用であるとの報告もある[8]．

切除不能な再発転移髄様癌を対象とした RCT である ZETA 試験[9]でも有意な生存期間の延長が示され，本邦でも保険承認されているが疾患の希少性から使用頻度は高くない．

未分化癌に対しては本邦で行われたレンバチニブの第Ⅱ相試験では PR（partial response）24%，SD（stable disease）71%，PD 6% と良好な反応が得られ，無増悪生存期間（以下，PFS）の中央値 7.4 か月，生存期間の中央値も 10.6 か月と従来の治療に比し良好な成績が報告された[10]．一方，欧米で行われた ATC を対象とするレンバチニブの第Ⅱ相試験では，PFS の中央値 2.6 か月，生存期間の中央値 3.2 か月と国内の第Ⅱ相試験と比べ著しく不良であった[11]．このため，ATC に対するレンバチニブの有効性についてはまだ議論の余地があるといえるが，現在国内において ATC に保険収載される唯一の分子標的薬であり，他の有効な代替治療が存在しないため，第一選択の治療として検討すべきである．

MAPK 経路阻害薬

甲状腺癌でも特に乳頭癌において BRAF V600E の変異が多いことが知られているが，BRAF の変異のほとんどが V600E の変異である．BRAF V600E 陽性の乳頭癌を対象とした BRAF 阻害薬であるベムラフェニブの第Ⅱ相試験[12]では，TKI 投与歴のある場合の奏効率は 27.3% で

あったのに対し TKI 投与歴がない場合は 38.5% であった．また，無増悪生存率は TKI 投与歴がないほうが良好であった．同様に BRAF 阻害薬であるダブラフェニブの第 I 相試験[13]では奏効率 29% であったが，奏効期間の中央値が 8.4 か月と十分ではなかった．そこでダブラフェニブ単剤と MEK 阻害薬であるトラメチニブとの併用療法の有効性を検証するランダム化第 II 相試験[14]が行われたところ，ダブラフェニブ単剤の奏効率は 42% であったのに対しダブラフェニブとトラメチニブの併用療法は 48% であり（$P = 0.67$），生存率でも優越性は示せなかった．しかしながら，MAPK 経路阻害薬は有力な治療選択となる可能性があり，現在他にも臨床試験が進行中でその結果が待たれる．

未分化癌でも一定の頻度で BRAF 変異が認められる[15]．BRAF V600E 変異を有する ATC を対象とした BRAF 阻害薬（ダブラフェニブ）と MEK 阻害薬（トラメチニブ）を併用した第 II 相試験[16]では，奏効率 56%，1 年生存率 51.7%，2 年生存率 31.5% と非常に良好な反応が得られることが報告され，今後の有望な治療法として期待される．

RET 阻害薬

RET は特に髄様癌で重要となるが，乳頭癌でも一部に RET 融合遺伝子を有するものがあり，RET 阻害薬の標的となり得る．RET 遺伝子変異陽性髄様癌，RET 癒合遺伝子陽性甲状腺癌を対象とした RET 阻害薬であるセルペルカチニブの第 I/II 相試験が行われた．RET 変異陽性髄様癌においては TKI 投与歴がある場合の奏効率は 69%，TKI 投与歴がない場合の奏効率は 73% であった．また，RET 融合遺伝子陽性甲状腺癌においては奏効率 79% と高い有効性を示し[17]，2022 年より本邦でも承認された．

免疫チェックポイント阻害薬

様々ながん腫で抗 PD-1 抗体，抗 PD-L1 抗体が実臨床で使用される機会が増える中，甲状腺癌に対する有効性についてはまだ明らかでない．現在，RAI 抵抗性の分化癌および髄様癌，未分化癌を対象としたニボルマブとイピリムマブの併用療法の臨床試験が行われている．未分化癌を対象とした抗 PD-1 抗体であるスパルタリズマブの第 II 相試験では，奏効率 19%，PFS の中央値 1.7 か月，生存期間の中央値 5.9 か月と満足いく結果は得られなかった[18]．一方，ペムブロリズマブに他の mTKI を併用した後ろ向きの研究では，ペムブロリズマブとレンバチニブの併用で奏効率 60% と高い抗腫瘍効果が示された[19]．現在，免疫チェックポイント阻害薬と他の分子標的薬を併用した治験が多数行われており，その結果が待たれる．

今後の展開

甲状腺癌の分子メカニズムの解明に伴い分子標的薬の開発は飛躍的に進んでおり，再発転移甲状腺癌の治療アルゴリズムは今後も大きく変化することが予想される．がん遺伝子パネル検査が比較的安価で実施可能となり，今後の個別化治療が期待されるが問題も多い．現在，がん遺伝子パネル検査は標準治療がない，もしくは終了する見込みであることが保険適用の条件となっている．このため，治療の早い段階で標的を知ることが難しい．また，がん遺伝子パネル検査に提出する組織検体は保存期間が 3 年以上経過すると遺伝子の劣化を生じ十分な結果が得られない可能性が高くなるとされている．特に，甲状腺癌の場合，再発転移巣の増大が緩徐であることが多く，遺伝子パネル検査を実施する時期には既に手術から長期間経過していることも稀ではない．こういった場合，再発転移巣から改めて組織採取を行う必要があるが，病変の部位によっては採取が困難なこともあり今後の課題である．

参考文献
1) Durante C, Haddy N, Baudin E, et al：Long-term outcome of 444 patients with distant metastases from papillary and follicular thyroid carcinoma：benefits and limits of radioio-

dine therapy. J Clin Endocrinol Metab, **91**：2892-2899, 2006.

2）Xing M：Molecular pathogenesis and mechanisms of thyroid cancer. Nat Rev Cancer, **13**(3)：184-199, 2013.

3）Xing M, Haugen BR, Schlumberger M：Progress in molecular based management of differentiated thyroid cancer. Lancet, **381**(9871)：1058-1069, 2013.

4）Alonso-Gordoa T, Diez JJ, Duran M, et al：Advances in thyroid cancer treatment：latest evidence and clinical potential. Ther Adv Med Oncol, **7**(1)：22-38, 2015.

5）Brose MS, Nutting CM, Jarzab B, et al：Sorafenib in radioactive iodine-refractory, locally advanced or metastatic differentiated thyroid cancer：a randomised, double-blind, phase 3 trial. Lancet, **384**：319-328, 2014.
Summary ソラフェニブの有効性が示された RCT である.

6）Schlumberger M, Tahara M, Wirth LJ, et al：Lenvatinib versus placebo in radioiodine-refractory thyroid cancer. N Engl J Med, **372**：621-630, 2015.
Summary レンバチニブの有効性が示された RCT である.

7）Miyauchi A, Kudo T, Miya A, et al：Prognostic impact of serum thyroglobulin doubling-time under thyrotropin suppression in patients with papillary thyroid carcinoma who underwent total thyroidectomy. Thyroid, **21**：707-716, 2011.

8）北村守正：分子標的薬の使い方. 内分泌外会誌, **38**：82-85, 2021.

9）Wells SA, Robinson BG, Gagel RF, et al：Vandetanib in patients with locally advanced or metastatic medullary thyroid cancer：a randomized, double-blind phase Ⅲ trial. J Clin Oncol, **30**：134-141, 2012.

10）Tahara M, Kiyota N, Yamazaki T, et al：Lenvatinib for Anaplastic Thyroid Cancer. Front Oncol. 2017. doi：10.3389/fonc.2017.00025.

11）Wirth LJ, Brose MS, Sherman EJ, et al：Open-label, single-arm, multicenter, phase Ⅱ trial of lenvatinib for the treatment of patients with anaplastic thyroid cancer. J Clin Oncol, **39**：2359-2366, 2021.

12）Brose MS, Cabanillas ME, Cohen EEW：Vemurafenib in patients with BRAF(V600E)-positive metastatic or unresectable papillary thyroid cancer refractory to radioactive iodine：a non-randomised, multicentre, open-label, phase 2 trial. Lancet Oncol, **17**：1272-1282, 2016.

13）Falchook GS, Millward M, Hong D, et al：BRAF inhibitor dabrafenib in patients with metastatic BRAF-mutant thyroid cancer. Thyroid, **25**：71-77, 2015.

14）Busaidy NL, Konda B, Wei L, et al：Dabrafenib Versus Dabrafenib + Trametinib in *BRAF*-Mutated Radioactive Iodine Refractory Differentiated Thyroid Cancer：Results of a Randomized, Phase 2, Open-Label Multicenter Trial. Thyroid, **32**：1184-1192, 2022.

15）Guerra A, Crescenzo VD, Garzi A, et al：Genetic mutations in the treatment of anaplastic thyroid cancer：a systematic review. BMC Surgery, **13**(Suppl 2)：S44, 2013.

16）Subbiah V, Kreitman RJ, Wainberg ZA, et al：Dabrafenib and trametinib treatment in patients with locally advanced or metastatic BRAF V600-mutant anaplastic thyroid cancer. J Clin Oncol, **36**：7-13, 2018.

17）Wirth LJ, Sherman E, Robinson B, et al：Efficacy of Selpercatinib in RET-Altered Thyroid Cnacers. N Engl J Med, **383**：825-835, 2020.

18）Capdevila J, Wirth LJ, Ernst T, et al：PD-1 blockade in anaplastic thyroid carcinoma. J Clin Oncol, **38**：2620-2627, 2020.

19）Iyer PC, Dadu R, Gule-Monroe M, et al：Salvage pembrolizumab added to kinase inhibitor therapy for the treatment of anaplastic thyroid carcinoma. J Immunother Cancer, **6**：1-10, 2018.

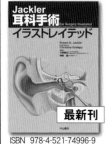
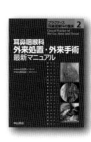
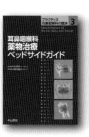
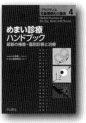

MB ENT, 285：23-33, 2023

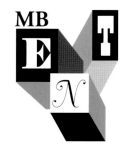

◆特集・頭頸部癌治療の新しい道—免疫・薬物療法—

唾液腺癌の最新免疫・薬物療法

多田雄一郎*

Abstract 再発転移唾液腺癌に対する全身薬物治療の適応や薬剤の選択は，病理腫瘍型診断をもとに行われる．本邦ではプラチナ製剤・タキサン系抗がん薬併用療法で比較的良好な治療効果が報告されている．一方，複数の唾液腺癌診療ガイドラインでは，バイオマーカーに基づく個別化治療が推奨されている．アンドロゲン受容体(AR)陽性例にはリュープリンとビカルタミド，*NTRK*融合遺伝子陽性例にはラロトレクチニブ，またはエヌトレクチニブ，HER2陽性例にはトラスツズマブ，トラスツズマブ＋ペルツズマブ，トラスツズマブエムタンシン，トラスツズマブ＋ドセタキセル，トラスツズマブデルクステカン，腫瘍遺伝子変異量(TMB)高値症例にはペムブロリズマブがそれぞれ推奨されている．このうち，本邦では，トラスツズマブ，ラロトレクチニブ，エヌトレクチニブ，ペムブロリズマブによる保険診療が可能である．

Key words 唾液腺癌(salivary gland cancer)，個別化治療(personalized therapy)，HER2 (human epidermal growth factor receptor 2)，アンドロゲン受容体(androgen receptor)，*NTRK*融合遺伝子(*NTRK* fusion gene)，TMB(tumor mutational burden)

はじめに

近年のがん診療では，遺伝子検査の重要性が増しており，唾液腺腫瘍の領域も例外ではない．唾液腺癌の病理腫瘍型診断は，原則的に，組織像に基づいて行われる．きわめて多彩な腫瘍型が存在していることが知られているが，近年，腫瘍型特異的な遺伝子異常により発生する腫瘍型が多数報告されるようになった．最近の唾液腺癌に対するガイドラインでは，唾液腺癌の腫瘍型診断に基づき，腫瘍型特異的遺伝子異常，タンパク発現を調べ，その結果に基づいた分子標的治療が推奨されている[1)~4)]．本邦では，分子標的治療を目的とした次世代シークエンシング(next generation sequencing：NGS)法による遺伝子異常の網羅的解析(comprehensive genome profiling：CGP)が保険診療で実施されるようになってからは，唾液腺癌症例においても，臓器横断的な分子標的治療薬，または，免疫チェックポイント阻害薬が推奨される症例を経験する機会が増えてきた．

唾液腺癌に対する薬物療法の目的・適応・治療前の準備

本邦のガイドライン[1)]，欧米の3つのガイドライン[2)~4)]，いずれにおいても，全身薬物治療が適応となるのは，切除不能，再発転移病変を生じ，手術や放射線治療の適応のない症例とされている．術後補助放射線治療を行う場合に，薬物治療を同時併用する効果については，米国で臨床試験(RTOG-1008；ClinicalTrials. gov Identifier：NCT01220583)が行われている段階であり，現時点では推奨されていない．また，手術前後の補助治療としての薬物治療の効果も確立されていないが，こちらも米国において術後補助薬物治療として抗HER2治療の有用性を検討する臨床試験が進行中である(ClinicalTrials. gov Identifier：

* Tada Yuichiro，〒108-8329 東京都港区三田1-4-3　国際医療福祉大学三田病院頭頸部腫瘍センター，准教授

NCT04620187).

　再発転移唾液腺癌症例に対する薬物治療では，はじめに治療適応の有無を検討する必要がある．他の癌腫と同様に，患者の希望，治療の目標，臓器機能などの全身状態，症状の有無を考慮することは必須である．唾液腺癌では，さらに，腫瘍型を考慮することが重要である．病理腫瘍型分類の改訂や，分子生物学的新知見の蓄積により，初回手術が施行された時期の診断と再発転移が判明した現時点での診断が異なる可能性があり，治療方針を検討する際には注意を要する．多形腺腫由来癌と診断されていた症例では，癌成分の腫瘍型診断が必須であり，唾液腺癌 NOS，腺房細胞癌と診断されていた症例は，現在の診断基準では，それぞれ唾液腺導管癌(salivary duct carcinoma：SDC)，分泌癌と診断される可能性がある．病理診断の見直しにより，一般的に進行が速いとされる腫瘍型と診断されれば全身薬物治療の適応と判断してもよいと考えられる．腺様嚢胞癌(adenoid cystic carcinoma：ACC)の肺のみへの転移症例は比較的進行が緩やかであり，かつ奏効率や有害事象を考慮すると，無治療経過観察が選択される場合がある．

唾液腺癌の遺伝子異常，免疫組織化学染色，TMB，PD-L1，MSI

　主な唾液腺癌の腫瘍型の遺伝子異常，免疫組織化学染色および腫瘍遺伝子変異量(tumor mutational burden：TMB)と Programmed cell Death 1(PD-L1)発現率(Combined Positive Score：CPS)，マイクロサテライト不安定性(microsatellite instability：MSI)を表1にまとめた．

　提示した遺伝子変異の多くは，主に腫瘍型診断として利用されているが，一部は治療標的にもなり得る[5]．ヒト上皮成長因子受容体2(human epidermal growth factor receptor 2：HER2)診断と *NTRK* 融合遺伝子に関する検査は，それぞれ抗 HER2薬トラスツズマブ，抗 *NTRK* 薬エヌトレクチニブ，ラロトレクチニブを投薬する際のコンパ

ニオン診断として必須の検査である．

　近年，多くの癌腫で有用性が認められている免疫治療は，腫瘍微小環境(tumor microenvironment：TME)を治療標的としている．唾液腺癌においても TME，ネオアンチゲンに関する研究が報告されるようになった．唾液腺癌の中でも，SDC は，大腸癌に近い免疫浸潤度，TMB が報告されているが，ACC を含め，その他の腫瘍型のほとんどは，TMB は非常に低く，免疫の枯渇環境といえる．また，SDC であっても，皮膚悪性黒色腫，肺腺癌，肺扁平上皮癌，頭頸部扁平上皮癌などに比較すると，免疫療法には不利な免疫原性プロファイルである[6]．

　TMB，MSI は，癌腫を問わずにペンブロリズマブを投与する際のコンパニオン診断として，CPS は頭頸部扁平上皮癌にペンブロリズマブを投与する際のコンプリメンタリー診断として実臨床で利用されている．ペンブロリズマブ単剤を投与する第Ⅱ相試験 KEYNOTE-158 study では，治療対象となった様々な腫瘍型を含む唾液腺癌 109 例を対象に，22C3 pharmDx assay® を用いた PD-L1 免疫組織化学染色(IHC)，FoundationOne CDx® を用いた TMB 測定および polymerase chain reaction(PCR)-based assays を用いた microsatellite instability(MSI)の検査結果が報告されている．ペンブロリズマブの治療効果を期待できる CPS≧1 は 28 例(25.7%)に，TMB 高値(TMB-high)(>10mut/Mb)は 3 例(2.8%)に，高頻度マイクロサテライト不安定性(MSI-H)は 1 例(0.9%)に認めたと報告されている[7]．

薬剤の選択

　薬剤の選択は，主に腫瘍型診断に基づいて行われる．唾液腺癌診療に関する米国の2つのガイドラインとも，ACC か否かで治療薬の選択が異なっている．ACC を除く腫瘍型のうち，SDC ではアンドロゲン受容体(androgen receptor：AR)と HER2，分泌癌では，神経栄養因子チロシンキナーゼ受容体(neurotrophic tyrosine receptor

表 1. 主な唾液腺癌の遺伝子異常，PD-L1 発現率，TMB，MSI

腫瘍型	免疫組織化学染色	遺伝子異常	遺伝子異常頻度	遺伝子異常意義	CPS≧1	TMB-H	mean TMB（mut/Mb）	MSI-H
腺様嚢胞癌	MYB	MYB-NFIB 融合／活性化／増幅	～80%	診断的	0～3.5%	0～1%	0.31～1.6	0～9%
		MYBL1-NFIB 融合／活性化／増幅	～10%	診断的				
		NOTCH 変異 s	14%	予後因子／治療効果予測				
粘表皮癌		CRTC1-MAML2 融合	40～90%	診断的／予後因子	20%	0～17%	1.6～4.2	0～25%
		CRTC3-MAML2 融合	6%	診断的／予後因子				
		CDKN2A 欠失	25%					
唾液腺導管癌	HER2 AR PTEN p53	HER2 増幅	31%	診断的／治療効果予測	30～60%	9～14%	1.7～4.8	0%
		AR copy gain	35%	診断的／治療効果予測				
		PTEN 欠損	38%	診断的／予後因子				
		TP53 変異	56%	診断的／予後因子				
		FGFR1 増幅	10%					
		PIK3CA 変異	33%					
		HRAS 変異	33%					
		CDKN2A 欠損	10%					
分泌癌	Pan-TRK	ETV6-NTRK3 融合	＞90%	診断的／治療効果予測		0%	2.8	
		ETV6-RET 融合	2～5%	診断的／治療効果予測				
		ETV6-MET 融合	＜1%	診断的				
		ETV6-MAML3 融合	＜1%					
		VIM-RET 融合	＜1%					
腺房細胞癌	NR4A3	NR4A3 融合／活性化	86%	診断的	3%	3%	0.8～2.8	0%
		MSANTD3 融合／増幅	4%					
筋上皮癌		PLAG1 融合 s	38%		6%	5%	3.6	
		EWSR1-ATF1 融合	13%					
上皮筋上皮癌	RAS Q61R	HRAS Q61 hot spot 変異	78%	診断的				
微小分泌腺癌		MEF2C-SS18 融合	＞90%	診断的				
多形腺癌 古典型		PRKD1 E710D hot spot 変異	73%	診断的／予後因子		0%	1.6	
		PRKD1 融合	38%					
篩状型		PRKD2 融合	14%	診断的				
		PRKD3 融合	19%					
硝子化明細胞癌		EWSR1-ATF1 融合	93%	診断的				
		EWSR1-CREM 融合	＜5%	診断的				
基底細胞腺癌	β-catenin	CYLD I35T hot spot 変異	29%					
導管内癌 介在部導管型		NCOA4/TRIM27-RET 融合	47%	診断的				
アポクリン型		PIK3CA 変異	High					
		HRAS 変異	High					
導管内乳頭状粘液性腫瘍		AKT1 p.E17K 変異	100%	診断的				
		TP53 変異 s	88%	診断的／予後因子				
多形腺腫由来癌	PLAG1	PLAG1 融合 s/増幅	73%	診断的		12%	3	0%
		HMGA2 融合 s/増幅	14%	診断的				
		TP53 変異 s	60%	診断的／予後因子				
脂腺腺癌		MSH2 欠損	10%					
腺癌 NOS						10%	4.1	
全腫瘍型合計					17～30%	2.5～7%	1.6	0～3.7%

〈略語〉PD-L1：Programmed cell Death 1 発現率（Combined Positive Score：CPS），TMB：tumor mutational burden（腫瘍遺伝子変異量），MSI：microsatellite instability（マイクロサテライト不安定性）

kinase：NTRK）融合遺伝子，そして腫瘍型を問わず，TMB，がん遺伝子パネル検査といったバイオマーカーに基づく個別化治療が提示されている．これらの諸検査がすべて陰性の場合は，従来からの殺細胞性抗がん薬が選択肢となる[2)3)]．本邦の日常臨床では，頭頸部扁平上皮癌に承認を得ている薬剤を検討することになる．近年報告された唾液腺癌に対する分子標的治療，免疫治療に関する臨床試験を表2～4にまとめた．本邦では保険承認を得ていない治療も含めて提示しているためご留意いただきたい．

1．唾液腺導管癌（SDC）

SDC は，近年の本邦の集計では，大唾液腺におけるもっとも頻度の高い腫瘍型の一つと認識されるようになり，代表的高悪性度唾液腺癌である．IHC では，90％以上が AR 陽性，30～40％が HER2 陽性であり，腫瘍型診断および治療選択において重要である．術後放射線治療や殺細胞性抗がん薬など，古くから術後補助治療や全身治療が試みられてきたが，米国の SEER と欧州の RAREC-ARENet の唾液腺癌登録データの解析[4)8)9)]，本邦の SDC 多施設共同研究の後方視解析[10)]によると，予後の治療年代による比較では改善がみられなかったことが報告されている．表2に SDC に対する分子標的治療療に関する報告をまとめた．

1）アンドロゲン受容体標的治療

AR の発現の検査は IHC を用いて行う．がん細胞の核に AR の染色が観察されると陽性と判断するが，世界共通の診断基準は確立されていない．一般的に，SDC の 90％以上の症例でびまん性に強陽性となる．腺癌 NOS でも強陽性となる症例が散見されるが，その他の腫瘍型では，不均一に弱陽性となる症例が多い．AR を治療標的としたアンドロゲン遮断療法（androgen deprivation therapy：ADT）は，前立腺癌に対する標準的薬物治療である．AR 陽性唾液腺癌に対する ADT の報告は1994年の症例報告以降，複数の後方視解析研究報告がなされるようになり，奏効率は18～64.7％と報告されている（表2）．

初めての前向き研究として，当科で施行したビカルタミド＋リュープリンを併用する複合アンドロゲン遮断療法（combined androgen blockade：CAB）の AR 陽性唾液腺癌に対する治療効果を報告した[11)]．36例が登録され，腫瘍型は SDC が34例，腺癌 NOS が2例であった．治療効果は，奏効率：41.7％，無増悪生存期間（PFS）中央値：8.8か月，全生存期間（OS）中央値：30.5か月であった．有害事象は，頻度として，Grade 1 の貧血と肝機能障害が高く，一方，Grade 3 以上の治療関連有害事象は，AST/ALT 上昇が2例に認められた．有害事象による治療中止例はなく，従来の殺細胞性抗がん薬に比べ，安全性の高い治療であった．近年，前立腺癌においては，初回治療のビカルタミド＋リュープリンに対し治療抵抗性となった前立腺癌（去勢抵抗性前立腺癌）に対する二次治療のホルモン治療として，多くの第2世代アンドロゲン遮断薬が開発されている．このうち，アビラテロン，エンザルタミド，アパルタミドの唾液腺癌に対する前向き研究も最近報告されている（表2）．なお，本邦では，2022年12月現在，日常診療で AR 標的治療を実施することは不可能である．

2）HER2 標的治療

HER2 は，4種類あるチロシンキナーゼ受容体のグループ（HER ファミリー）に属する受容体の一つである．HER ファミリーは同じ受容体同士のホモダイマー，異なる受容体同士のヘテロダイマーを形成することにより，細胞内へシグナルを伝達し，下流にある PI3K 経路や，MAPK 経路を活性化する．これが細胞の生存，アポトーシスの抑制，細胞周期のコントロール，細胞の増殖，血管新生などを引き起こし，がん細胞の生存，増殖において重要な役割を果たしている．HER2 陽性（HER2 蛋白強発現，または HER2 遺伝子増幅）は，乳癌の20％にみられ，術前，術後治療，再発転移治療のあらゆる場面で使用されている．現在まで，抗 HER2 治療薬として，トラスツズマブ，ペルツズマブ，トラスツズマブエムタンシン，ト

表 2. SDC に対する分子標的治療

薬剤	N	奏効率 %(95% CI)	臨床的有用率* %(95% CI)	無増悪期間中央値 月(95% CI)	全生存期間中央値 月(95% CI)
HER2 標的治療					
トラスツズマブ 第Ⅱ相試験(Haddad R, et al. Oral Oncol. 2003)	13	7.9%	NA	4.2	NA
トラスツズマブ+ドセタキセル 第Ⅱ相試験(Takahashi H, et al. JCO. 2019)	57	70.2% (56.6-81.6)	84.2% (72.1-92.5)	8.9(7.8-9.9)	39.7(NR)
トラスツズマブ+ドセタキセル 第Ⅱ相試験(Kinoshita I, et al. Cancer Res. 2019)	16	60% (32.3-83.7)	93.3%[†] (68.1-99.8)	8.5(6.0-12.7)	33.8(16.9-NR)
トラスツズマブ+ドセタキセル 第Ⅱ相試験(Lee J, et al. ASCO annual meeting. 2022)	16	69.8% (53.9-82.8)	93.1%[†] (80.9-98.5)	7.9(6.3-9.5)	23.3(19.9-26.7)
トラスツズマブ+ドセタキセル 後方視解析(Kawakita D, et al. Ther Adv Med Oncol. 2022)	111	72% (63-80)	84%(76-90)	9(8-11)	38(33-49)
トラスツズマブ+ペルツズマブ 第Ⅱ相試験(Kurzrock R, et al. Ann Oncol. 2020)	15	60% (32-84)	67%(38-88)	8.6(2.3-NR)	20.4(8.2-NR)
トラスツズマブ+ペルツズマブ+ドセタキセル 後方視解析(Uijen MJM, et al. Oral Oncol. 2022)	13	58%	67%	6.9(5.2-8.5)	42.0(13.8-70.1)
トラスツズマブエムタンシン 第Ⅱ相試験(Li BT, et al. ASCO annual meeting. 2019)	10	90% (56-100)	90%	NR	NR
トラスツズマブエムタンシン 第Ⅱ相試験(Jhaveri KL, et al. Ann Oncol. 2019)	3	66.7%	66.7%	NA	NA
トラスツズマブエムタンシン 後方視解析(Uijen MJM, et al. Oral Oncol. 2022)	7	57%	57%	4.4(0-18.8)	NA
トラスツズマブエムタンシン 後方視解析(Swed BL. JCO Precis Oncol. 2019)	7	86%	86%	Range 6-29 M	Range 9-33 M
トラスツズマブデルクステカン Phase Ⅰ study(Bando H, et al. ASCO annual meeting. 2021)	17	47.4% (23.0-72.2)	100%	14.1(5.6-NR)	NA
ADT					
ビカルタミド:28,ビカルタミド+ADT:7 後方視解析(Boon E, et al. Head Neck. 2018)	35	18%	50%[†]	4(3-5)	17(10-24)
ビカルタミド+ADT 第Ⅱ相試験(Fushimi C, et al. Ann Oncol. 2018)	36	41.7% (25.5-59.2)	75% (57.8-87.9)	8.8(6.3-12.3)	30.5(16.8-NR)
ビカルタミド+ADT 後方視解析(Locati LD, et al. Head Neck. 2016)	17	64.7%	88.2% (63.6-98.5)	11(8-24)[‡]	44(23-60)[‡]
ビカルタミド+ADT 後方視解析(Kawakita D, et al. Ther Adv Med Oncol. 2022)	134	28%(21-37)	48%(39-56)	6(5-7)	27(23-38)
アビラテロン+ADT(去勢抵抗性唾液腺癌) 第Ⅱ相試験(Locati LD, et al. JCO. 2021)	24	21%	62.5%[†]	3.65(1.94-5.89)	22.47(6.74-NR)
エンザルタミド 第Ⅱ相試験(Ho AL, et al. JCO. 2022)	46	4.3% (10.9%[§])	39.1%	5.5(3.7-7.5)	27.4(13.1-27.4)
アパルタミド+ADT 第Ⅱ相試験(Honma Y, et al. ASCO annual meeting. 2022)	24	25% (9.8-46.7)	50% (29.1-70.9)	7.4(3.65-NE)	NE(NE-NE)

*:臨床的有用率＝CR＋PR＋SD≧6 か月,　[†]:CR＋PR＋SD＝disease control rate(病勢制御率),　[‡]:四分位範囲,　[§]:未確定部分奏効
〈略語〉ADT:androgen deprivation therapy(アンドロゲン遮断療法),　CI:confidence interval,　HER2:human epidermal growth factor receptor 2,　NA:not available,　NE:not estimated,　NR:not reached

ラスツズマブデルクステカン，ツカチニブ，ネラチニブ，マルゲツキシマブ，ラパチニブと，すでに多数の薬剤が開発されている．また，SDC では，原発巣，頸部リンパ節，遠隔転移病変の HER2 が異なる症例があるため，治療方針決定のための HER2 の診断は粘り強く行う必要がある．HER2

陽性SDC症例では約20%に脳転移も認めている．全身治療開始前，投与中には適時，脳MRIのスクリーニングが有用と考えられる．

SDCでは30〜40%でHER2が陽性となる．その他の腫瘍型では強発現となる症例は稀である．HER2陽性唾液腺癌に対する抗HER2療法は多数の報告がなされている．本邦では，トラスツズマブ＋ドセタキセル併用療法（Tmab/DTX）の多施設共同第II相試験の結果をもって，2021年11月よりHER2陽性唾液腺癌に対するトラスツズマブの保険承認が得られた[12]．同試験では16例が登録され，評価可能な15例のうち主要評価項目である奏効率は9例60%（95%信頼区間：32.3-83.7）で，下限値は閾値奏効率25%を上回り，本邦での保険承認に至った．なお，薬剤の承認と同時に，コンパニオン診断としてHER2の検査（IHC，DISH法）も保険承認されている．

筆者の施設においては，2012年よりTmab/DTXの単施設前向き試験を実施した[13]．57例のSDCが登録され，奏効率70.2%，PFS中央値8.9か月，OS中央値39.7か月の結果であった．主な有害事象は，Grade 4の好中球減少症60%，発熱性好中球減少症14%であった．Grade 2以下の有害事象では，低アルブミン血症（56%），下肢浮腫（49%）の頻度が高かった．

これまでHER2陽性唾液腺癌に対し，トラスツズマブの他に，ペルツズマブ，トラスツズマブエムタンシン，トラスツズマブデルクステカンの良好な治療結果も報告されているが（表2），2022年12月現在，本邦では実臨床で用いることができない．

3）リュープリン＋ビカルタミド vs トラスツズマブ＋ドセタキセル

SDCでは，40%の頻度で，ARとHER2ともに陽性の症例が存在する．抗AR治療と抗HER2治療のいずれもが適応となり得るが，その治療選択に関するエビデンスはない．前述したように，抗HER2治療では高い奏効率が期待でき，抗AR治療では高い安全性を期待できる．このような特徴

のいずれを重視するか，そして，本邦では，保険診療の可否という事情も考慮する必要がある．

当科で治療を行った局所進行・再発転移AR陽性/HER2陽性SDCの96例に対し，一次治療としてCABを施行した23例（このうち，CAB→Tmab/DTXを順次投与した症例が12例52%）とTmab/DTXを投与した73例（うちTmab/DTX→CABの症例が12例16%）を，後方視的に比較解析した[10]．奏効率，臨床的有用率，PFSは，多変量解析で有意にTmab/DTX群が良好であった．AR陽性/HER2陽性SDCでは一般的にはTmab/DTXから治療を開始することが望ましいと考えられた．一方，OS（起点日は一次治療開始日を設定），PFS2（一次治療開始から二次治療後の病勢進行が認められるまでの期間），PR以上の効果を得た症例群におけるPFS，および24週以上の長期SD以上の効果を得た症例群におけるPFSの比較では治療による有意差を認めなかった．以上より，高齢，合併症のためTmab/DTXのリスクが高い症例，CAB治療希望症例などではCABから治療を開始することも許容されると考えられる．また，長期SD以上の治療効果を得られた症例の比較では，CAB群とTmab/DTX群のPFSに有意差がなかったことから，CABにおいて長期SD以上の治療効果を予測することが可能であれば，Tmab/DTX投与が可能な症例においてもCABから治療を開始することが可能となるが現在まで治療効果予測因子は同定されていない．

2．分泌癌

2010年に乳腺相似分泌癌（MASC）として報告され，2017年のWHO分類より分泌癌の名称で独立した腫瘍型である．分泌癌は，多くは低悪性度癌と考えられている．ETV6-NTRK3融合遺伝子が特徴的で，高率（95%）に陽性となる．稀に，ETV6-RET/MET融合遺伝子も認める．

NTRK融合遺伝子は，頻度は低いながらも，唾液腺，甲状腺，肉腫，肺，結腸，脳，乳腺，膵，悪性黒色腫など，成人および小児の全身の悪性腫瘍で認められる．Memorial Sloan Kettering Can-

表 3. 唾液腺癌（SDC 除く）に対する主な分子標的治療（本邦未承認薬を含む）

薬剤	症例数	主な組織型：N	奏効率 %（95% CI）	臨床的有用率* %（95% CI）	無増悪生存期間中央値 月（95% CI）	全生存期間中央値 月（95% CI）
NTRK 標的治療						
ラロトレクチニブ 第Ⅱ相試験（Le X, et al. Oncologist. 2022）	24	分泌癌 13 腺癌 NOS 6	92% （73-99）	NA	NR（25.7-NR）	NR （38.7-NR）
エヌトレクチニブ 第Ⅱ相試験（Demetri GD, et al. Lancet Oncol. 2020）	121	分泌癌 24	83.3% （62.6-95.3）	NA	NR（13.8-NR）	NR（NR-NR）
HRAS 標的治療						
チピファルニブ 第Ⅱ相試験（Hanna GJ, et al. Cancer. 2020）	13[‡]	唾液腺導管癌 4 上皮筋上皮癌 4	8.3%	58%	7（5.9-10.1）	18（9.6-22.4）
腺様嚢胞癌						
レンバチニブ 第Ⅱ相試験（Tchekmedyian V, et al. JCO. 2019）	32	腺様嚢胞癌 32	15.6%	90.6%[†]	17.5（7.2-NR）	NA
レンバチニブ 第Ⅱ相試験（Locati LD, et al. Cancer. 2020）	28	腺様嚢胞癌 28	11.5%	65.4%	9.1（5.5-13.8）	27（12-45）
ソラフェニブ 第Ⅱ相試験（Thomson DJ, et al. Head Neck. 2015）	23	腺様嚢胞癌 23	11%	68%	11.3 （8.9-13.7）	19.6 （12.4-26.8）
ソラフェニブ 第Ⅱ相試験（Locati LD, et al. EJC. 2016）	19	腺様嚢胞癌 19	10.5%	57.9%	8.9（2.6-14.9）	26.4 （10.4-NR）
アキシチニブ ランダム化第Ⅱ相試験（Kang EJ, et al. CCR. 2021）	60	腺様嚢胞癌 30	0%	100%	10.8（7.1-13.6）	NR（14.8-）
アキシチニブ 第Ⅱ相試験（Locati LD, et al. Head Neck. 2019）	26	腺様嚢胞癌 6	16.7%	66.7%	5.5 （1.9-8.4） （全例）	26.2 （11.4-NR） （全例）
アキシチニブ 第Ⅱ相試験（Ho AL, et al. Ann Oncol. 2016）	33	腺様嚢胞癌 33	9.1% （1.9-24.3）	39.4% （22.9-57.9）	5.7（5.3-9.1）	NA

*：臨床的有用率＝CR＋PR＋SD≧6 か月，†：CR＋PR＋SD＝disease control rate（病勢制御率），‡：全例 2 次以降治療例
〈略語〉CI：confidence interval，NA：not available，NR：not reached

cer Center で施行されたがん遺伝子パネル検査 33,997 例の検討では，87 例（0.26%）に NTRK 融合遺伝子を認め，唾液腺では 256 例中 13 例（5.08%）に認められた[14]．NTRK 融合遺伝子を有する局所進行・再発転移固形癌に対するチロシンキナーゼ阻害薬（ラロトレクチニブ，エヌトレクチニブ）は，現在では代表的の臓器横断的（tumor-agnostic）な治療と認知されている（表3）．

ラロトレクチニブの唾液腺癌 24 例に対する報告によると，奏効率 92%，3 年 PFS が 66%，3 年 OS が 91% であり，観察期間中央値約 30 か月では，PFS，OS とも中央値に未到達とのことである．主な治療関連有害事象として，Grade 3 は ALT 上昇 13%，AST 上昇 8%，めまい 4% のみで，30% 以上の頻度の高い有害事象は，肝機能障害，めまい，倦怠感とのことである[15]．

エヌトレクチニブは，唾液腺分泌癌に対し，奏効率は 24 例中 20 例（83.3%）とのことである．高頻度の治療関連有害事象は，味覚異常 56.8%，下痢 40.9%，倦怠感 34.2%，体重増加 34.7%，Grade 3 以上の有害事象としは，倦怠感 4.7%，体重増加 8.3%，貧血 5.2% とのことである．この他，重篤な治療関連有害事象として中枢神経障害（めまい 1.6%，認知障害 1.0%）が報告されいている．有害事象は軽微なものが多く，ラロトレクチニブ同様，エヌトレクチニブも比較的管理が容易な薬剤と考えられる[16]．

本邦における抗 NTRK 薬の投与の適応は，がんゲノム医療中核拠点病院，がんゲノム医療拠点病院，がんゲノム医療連携病院にて Foundation-One® CDx がんゲノムプロファイル，Foundation-One® Liquid CDx がんゲノムプロファイル，もしくはオンコマイン Dx Target Test マルチ CDx システム® を用いたコンパニオン診断が必要である．

表 4. 唾液腺癌に対する免疫チェックポイント阻害薬の臨床試験

薬剤	腫瘍型	N	奏効率 %(95% CI)	無増悪期間中央値 月(95% CI)	全生存期間中央値 月(95% CI)	6か月無増悪率 %(95% CI)
ニボルマブ 第Ⅱ相試験(Fayette J, et al. ASCO annual meeting. 2019)	ACC Non-ACC*	46 52	8.7% 3.8%	4.9(3.4-46.6) 1.8(1.7-3.5)	18.1(12.5-18.1) 9.5(7.2-NE)	33.3(21.8-46.6) 14(6.8-24.7)
ペムブロリズマブ 第Ⅱ相KEYNOTE-158 study(Even C, et al. EJC. 2022)	全症例 PD-L1 陽性例† PD-L1 陰性例	109 28 77	4.6%(1.5-10.4) 10.7%(2.3-28.2) 2.6%(0.3-9.1)	4.0(2.6-4.2) NA NA	21.1(15.9-25.5) NA NA	NA NA NA
ニボルマブ+イピリムマブ 第Ⅱ相試験(Tchekmedyian V, et al. ASCO annual meeting. 2019)	ACC	32	6%	19.3 週 (8.7-36.7 週)	NA	NA
ニボルマブ+イピリムマブ 第Ⅱ相試験(Burman B, et al. ASCO annual meeting. 2021)	Non-ACC‡ SDC	32 12	16% 25%	2.27(1.8-5.3) NA	NA NA	NA NA

*：粘表皮癌：6(11.5%)，腺癌：28(53.8%)，唾液腺導管癌：2(3.8%)，その他：16(30.8%)
†：PD-L1 陽性＝Combined Positive Score；CPS≧1
‡：唾液腺導管癌：12(38%)，腺房細胞癌：7(22%)，筋上皮癌：3(9%)，その他：10(31%)
〈略語〉ACC：腺様嚢胞癌，CI：confidence interval，NA：not available，SDC：唾液腺導管癌

3．免疫治療

ASCO(米国臨床腫瘍学会)ガイドラインでは，"selected molecular alteration"のない症例を除いて，全身治療の一次治療としての免疫チェックポイント阻害薬(ICI)の投与は推奨しない，とされている．しかしながら，TMB-H の症例に対するペムブロリズマブ単剤による治療は，アメリカ食品医薬品局(FDA)および本邦において，臓器横断的な治療薬として承認を得た．本邦では，一定の条件を満たせば，保険診療内でニボルマブの投与も可能である．表 4 に唾液腺癌に対する免疫チェックポイント阻害薬の臨床試験結果をまとめた．

1）TMB-H(腫瘍遺伝子変異量高値)

米国の 2 つのガイドラインでは，KEYNOTE-158 試験[17]の結果をもって，TMB-H 唾液腺癌に対しペムブロリズマブ単剤の投与が推奨されている．ペムブロリズマブ単剤が投与された様々な臓器の固形癌 790 例で，TMB-H の 102 例と非 TMB-H の 688 例で奏効率を比較し，TMB-H 群で有意に良好であったことが報告されている．唾液腺癌では，82 例中 3 例が TMB-H と診断され，1 例(33.3%)でPRの効果を認めたとのことである．

2）CPS(PD-L1 発現率)

ペムブロリズマブ単剤を投与する KEYNOTE-158 試験に登録された症例から，唾液腺癌 109 例の解析結果が報告された[7]．奏効率は，全患者で 4.6%，PD-L1 陽性例では 10.7%，PD-L1 陰性例では 2.6%であった(PD-L1 陽性＝CPS≧1)．奏効を得られた 5 例全例で 24 か月以上の奏効期間(範囲：25.1〜49.8 か月以上)を認めており，奏効期間中央値は未到達であった．全症例での PFS と OS の中央値は，それぞれ 4.0 か月，21.1 か月であった．また，TMB-H の 1 例(33.3%)，非 TMB-H の 3 例(3.8%)において奏効を得られたとのことである．さらに，MSI-H の 1 例(100%)，非 MSI-H の 4 例(4.0%)で奏効を認めたとのことである．他癌腫と同様に CPS 陽性，TMB-H，MSI-H でペムブロリズマブが有用である可能性が示されているが，それでも奏効率は低く，本論文では，今後，有用なバイオマーカーの開発が必要と考察されている．

前述した唾液腺癌の腫瘍微小環境を踏まえると，チェックポイント阻害薬の単独療法は，唾液腺癌のいずれの腫瘍型においても，高い奏効率を達成する可能性は低いと考えられ，治療薬選択のうえでは優先度は低いといえる．しかし，前述の分子標的治療，後述の殺細胞性抗がん薬治療は，比較試験を経て確立された治療法ではないことと，KEYNOTE-158 試験で報告されていると同様に当科においても，少数ながら，劇的に長期間

の奏効を得る症例を数例経験していることから，現時点では，個々の症例で治療の目標・性別・全身状態などの患者背景を考慮したうえで，免疫チェックポイント阻害薬も治療選択肢の一つとして検討する余地はあると考えている．

4．腺様嚢胞癌（ACC）

ACC は大唾液腺と小唾液腺にほぼ同等に発生し，本邦の統計では，唾液腺癌全体ではもっとも高頻度の腫瘍型である．*MYB/MYBL1-NFIB* 融合遺伝子が特異的で，80％と高率で陽性となる．根治治療後，約半数の症例に再発転移が生じるとされ，再発転移診断時を起点とすると，OS 中央値は 13.8 か月〜17.1 年，5 年生存率 52.5％などの報告がある[18)〜20)]．ACC では，しばしば緩徐に進行する肺転移症例を経験するが，その一方で，予後不良因子として 6 か月以内に 20％以上の増大傾向，口蓋・上顎洞の小唾液腺原発，肝転移，病理組織が充実型，*NOTCH* 遺伝子活性型変異，IHC で p63 陰性・c-MYC 陽性が報告されている[18)19)]．稀に，きわめて予後不良である高悪性度転化を生じることもある．

ACC に対する全身療法は大きな課題である．高頻度で認められる *MYB/MYBL1-NFIB* 融合遺伝子を標的とする分子標的治療は開発されていない．*MYB-NFIB* 転座は，*in vitro* では，IGF1R，INSR，MET，EGFR の発現が活性化されることが知られているが，リンシチニブ，クリゾチニブ，ゲフィチニブの治療効果は不十分であった．現在，*NOTCH* 活性型変異を標的とした臨床試験が進行中である．欧米のガイドラインでは，マルチキナーゼ阻害薬（レンバチニブ，ソラフェニブ，アキシチニブ）が推奨されているが（表 3），本邦では保険承認されていない．6 か月以内の病勢進行を認めた ACC 32 例に対するレンバチニブの第 II 相試験では，奏効率 15.6％，腫瘍の縮小は 21 例 66％で認められ，従来の薬剤に比べ良好な結果であったと報告されている[21)]．

ACC では，急激な進行増悪を示す症例に対する治療の開発とともに，緩徐な増大であっても巨大な転移，多数の転移を呈する症例に対する治療も課題として残っている．

5．特定のバイオマーカーが陰性の症例

前述してきたバイオマーカーがすべて陰性の症例では，殺細胞性抗がん薬を中心とした薬剤を選択することになる．本邦では頭頸部扁平上皮癌に承認されている薬剤をそのまま唾液腺癌でも投与することは可能である．

Imamura らにより，国内多施設による頭頸部非扁平上皮癌を対象としたシスプラチン＋ドセタキセルの第 II 相試験が報告された[22)]．23 例が登録され，腫瘍型は ACC 10 例，腺癌 NOS 5 例，SDC 3 例，脂腺腺癌 2 例などが登録されている．全体での奏効率は 45％であった．唾液腺癌では画像診断し得た 11 例において，奏効率 55％，PFS 中央値 6.6 か月，OS 中央値 18.8 か月とのことである．また，ACC 10 例では 3 例が奏効したとのことである．注意すべき有害事象として Grade 3 以上の好中球減少 91％，発熱性好中球減少症 39％が挙げられている．本治療は，肺，肝，骨など，多発転移を生じている急速進行性の転移性 ACC に対する治療として期待される．また，白金製剤とタキサンの併用として，カルボプラチン＋パクリタキセル，カルボプラチン＋ドセタキセルの後方視解析においても同等の治療効果が報告されている．

前述した薬剤の他に，本邦では，セツキシマブ，パクリタキセル，TS-1 も投与することは可能である．これらの薬剤が奏効する症例も散見され，患者希望，全身状態などを考慮し，検討する意義はあると考えられる．

まとめ

長年，唾液腺癌に対し薬物治療は無効とされてきたが，近年，分子標的治療を中心に有望な治療が報告されており，それらを概説した．唾液腺癌のような希少癌においては，薬剤の有用性を臨床試験で証明することが困難な場合も多く，したがって，新たに薬剤の保険承認を獲得することも困難である．こうした中，現在は，本邦において

がん遺伝子パネル検査が保険診療で可能となった．これらを駆使し，患者へ様々な治療機会を逃さず提供していくことも大切である．今後のさらなるデータの蓄積が望まれる．

文　献

1) 日本頭頸部癌学会(編)：Ⅳ-9. 唾液腺癌(主に耳下腺癌)，CQ9-7 再発・転移唾液腺癌に対して薬物療法は有効か？頭頸部癌診療ガイドライン 2022 年版 第 4 版. 金原出版, 2022.

2) NCCN Guidelines, Head and Neck Cancers Version：2. 2022, https://www.nccn.org/guidelines/category_1 参照(2022-12-09)

3) Geiger JL, Ismaila N, Beadle B, et al：Management of Salivary Gland Malignancy：ASCO Guideline. J Clin Oncol, **39**：1909-1941, 2021.

4) van Herpen C, Vander Poorten VV, Skalova A, et al：Salivary gland cancer：ESMO-European Reference Network on Rare Adult Solid Cancers(EURACAN)Clinical Practice Guideline for diagnosis, treatment and follow-up. ESMO Open, **7**(6)：100602, 2022.

5) Sivapiragasam A, Kumar PA, Zerdan MB, et al：660MO Molecular targets in salivary gland cancers：A comprehensive genomic analysis of 1,666 cases. Ann Oncol, **33**, Suppl 7：S845, 2022.

6) Linxweiler M, Kuo F, Katabi N, et al：The Immune Microenvironment and Neoantigen Landscape of Aggressive Salivary Gland Carcinomas Differ by Subtype. Clin Cancer Res, **26**：2859-2870, 2020.

7) Even C, Delord JP, Price KA, et al：Evaluation of pembrolizumab monotherapy in patients with previously treated advanced salivary gland carcinoma in the phase 2 KEYNOTE-158 study. Eur J Cancer, **171**：259-268, 2022.

8) Jayaprakash V, Merzianu M, Warren GW, et al：Survival rates and prognostic factors for infiltrating salivary duct carcinoma：Analysis of 228 cases from the Surveillance, Epidemiology, and End Results database. Head Neck, **36**：694-701, 2014.

9) Ran J, Zou H, Li X, et al：A population-based competing risk survival analysis of patients with salivary duct carcinoma. Ann Transl Med, **8**：1355, 2020.

10) Kawakita D, Nagao T, Takahashi H, et al：Survival benefit of HER2-targeted or androgen deprivation therapy in salivary duct carcinoma. Ther Adv Med Oncol, **14**：1758835922 1119538, 2022.

Summary 再発転移唾液腺導管癌 324 例においてハーセプチン＋ドセタキセル療法，アンドロゲン遮断療法の有用性を検討した．

11) Fushimi C, Tada Y, Takahashi H, et al：A prospective phase Ⅱ study of combined androgen blockade in patients with androgen receptor-positive metastatic or locally advanced unresectable salivary gland carcinoma. Ann Oncol, **29**：979-984, 2018.

12) Kinoshita I, Kano S, Shimizu Y, et al：Abstract CT137：Phase Ⅱ study of trastuzumab and docetaxel therapy in patients with HER2-positive recurrent and/or metastatic salivary gland carcinoma. Cancer Res, **79**(13), Suppl, 2019.

13) Takahashi H, Tada Y, Saotome T, et al：Phase Ⅱ Trial of Trastuzumab and Docetaxel in Patients With Human Epidermal Growth Factor Receptor 2-Positive Salivary Duct Carcinoma. J Clin Oncol, **37**：125-134, 2019.

14) Solomon JP, Linkov I, Rosado A, et al：NTRK fusion detection across multiple assays and 33,997 cases：diagnostic implications and pitfalls. Mod Pathol, **33**：38-46, 2020.

15) Le X, Baik C, Bauman J, et al：Larotrectinib Treatment for Patients With TRK Fusion-Positive Salivary Gland Cancers. Oncologist, oyac080, 2022. doi：10.1093/oncolo/oyac080. Online ahead of print.

16) Demetri GD, Braud FD, Drilon A, et al：Updated Integrated Analysis of the Efficacy and Safety of Entrectinib in Patients With NTRK Fusion-Positive Solid Tumors. Clin Cancer Res, **28**：1302-1312, 2022.

17) Marabelle A, Fakih M, Lopez J, et al：Association of tumour mutational burden with outcomes in patients with advanced solid tumours treated with pembrolizumab：prospective biomarker analysis of the multicohort, open-label, phase 2 KEYNOTE-158 study. Lancet Oncol, **21**：1353-1365, 2020.

18) Ho AS, Ochoa A, Jayakumaran G, et al：Gen-

etic hallmarks of recurrent/metastatic adenoid cystic carcinoma. J Clin Invest, **129** : 4276–4289, 2019.

19）Ferrarotto R, Mitani Y, McGrail DJ, et al : Proteogenomic Analysis of Salivary Adenoid Cystic Carcinomas Defines Molecular Subtypes and Identifies Therapeutic Targets. Clin Cancer Res, **27** : 852–864, 2021.

20）Mimica X, McGill M, Hay A, et al : Distant metastasis of salivary gland cancer : Incidence, management, and outcomes. Cancer, **126** : 2153–2162, 2020.

21）Tchekmedyian V, Sherman EJ, Dunn L, et al : Phase Ⅱ Study of Lenvatinib in Patients With Progressive, Recurrent or Metastatic Adenoid Cystic Carcinoma. J Clin Oncol, **37** : 1529–1537, 2019.

22）Imamura Y, Tanaka K, Kiyota N, et al : Docetaxel plus cisplatin in recurrent and/or metastatic non-squamous-cell head and neck cancer : a multicenter phase Ⅱ trial. Med Oncol, **38** : 128, 2021.

超実践！

がん患者に必要な
口腔ケア

― 適切な口腔管理でQOLを上げる ―

好評

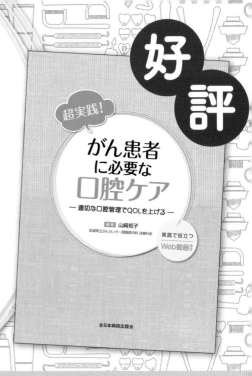

編集 山﨑知子（宮城県立がんセンター頭頸部内科 診療科長）

2020年4月発行　B5判　120頁
定価4,290円（本体3,900円＋税）

がん患者への口腔ケアについて、重要性から実際の手技、
さらに患者からの質問への解決方法を、
医師・歯科医師・歯科衛生士・薬剤師・管理栄養士の
多職種にわたる執筆陣が豊富なカラー写真・イラスト、
わかりやすいWeb動画とともに解説！
医科・歯科を熟知したダブルライセンスの編者が送る、
実臨床ですぐに役立つ1冊です！

目 次

**Ⅰ これだけは言っておきたい！
がん治療での口腔ケアの必要性**
1. なぜ，がん治療に口腔ケアが必要なのか
2. がん治療時の口腔ケア

Ⅱ プロジェクト別実践口腔ケア

プロジェクト1 治療別実践口腔ケア
　　　　　　　　　―看護師・歯科衛生士に気を配ってほしいポイント
1. 歯科の役割分担について
2. 手術療法における口腔ケア
3. 抗がん薬治療における口腔ケア
4. 頭頸部の化学放射線療法における口腔ケア
5. 緩和ケアにおける口腔ケア

プロジェクト2 口腔ケアを実際にやってみよう！
1. がん患者における口腔ケア
　　―どの治療（手術・抗がん薬治療・放射線治療・
　　緩和ケア）でも口腔ケアは同じ
2. 一般的な口腔ケア

プロジェクト3 必須知識！がん以外での口腔管理
1. 総 論
2. 口腔疾患と全身疾患
3. 高齢化社会と口腔管理

プロジェクト4 医療業種別実践口腔ケア
　　　　　　　　　―薬剤師・栄養士はここをみる！
1. 薬剤師はここをみている！
2. 栄養士はここをみている！

Ⅲ 患者からの質問に答える・学ぶ！
Q1. インスタント食品はどのように使用したらよいですか？
Q2. がん治療中に摂取してはいけないものはありますか？
Q3. 食欲がないときは、どのようにしたらよいですか？
Q4. 義歯のお手入れ方法を教えてください
Q5. 化学放射線療法に対してインプラントをどのように
　　考えればよいですか？
Q6. がん治療で口臭が出現しますか？
Q7. 味覚の変化について教えてください
Q8. 歯肉の腫れは治療に影響しませんか？

全日本病院出版会　〒113-0033 東京都文京区本郷 3-16-4　Tel:03-5689-5989
www.zenniti.com　　　　　　　　　　　　　　　　　　　　Fax:03-5689-8030

MB ENT, 285 : 35-42, 2023

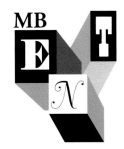

◆特集・頭頸部癌治療の新しい道—免疫・薬物療法—

NKT 細胞治療の現状

飯沼智久[*1]　花澤豊行[*2]

Abstract　免疫チェックポイント阻害薬を皮切りに，再びがん免疫療法に注目が集まっている．我々はがん免疫療法の中でも，免疫細胞療法として抗腫瘍効果の高い NKT 細胞を活用した治療法の開発に長年取り組んでいる．NKT 細胞は NK 細胞のマーカーや特徴をもった T 細胞の一種であり，強力な細胞傷害活性や迅速なサイトカイン産生能をもち，組織移行性に優れる自然免疫系の特徴と優れた免疫調整能をもつ．過去の試験では樹状細胞や自家の NKT 細胞を培養して投与する養子免疫療法を行い一定の成果を上げてきた．しかし，試験を続ける中で，NKT 細胞は数が少なく増殖できない患者も一定数存在した．そのため，我々は iPS 細胞技術を利用して他家から NKT 細胞を作製し増殖したのちにストックする技術を開発し，再発頭頸部がん患者へ動注投与する iPS-NKT 細胞療法の治験を行っている．

Key words　頭頸部癌(head and neck cancer)，治験(clinical trial)，NKT 細胞(natural killer T-cell)，iPS 細胞(induced pluripotent stem cell)，再生医療(regenerative medicine)

はじめに

　がん治療における手術，放射線，抗がん薬の 3 本柱に加えて，免疫療法が 4 本目の治療として提唱され長い年月が経った．がん免疫療法は，1891 年に米国の整形外科医である William Coley がレンサ球菌とセラチア菌の毒素からなるがんワクチンを肉腫に投与し有効性を発見したことに始まる．以後，BCG を利用した方法や樹状細胞療法，がんペプチドなど様々な方法が提唱されたが，劇的な効果は認めていなかった[1]．しかし，2014 年に販売が承認された PD-1 抗体のニボルマブをはじめとした免疫チェックポイント阻害薬はがん免疫療法のブレイクスルーとなり，現在のがん治療の大きな柱となっている．このように注目が集まる中，我々はがん免疫療法の中でも，免疫細胞療法として NKT 細胞を活用した治療法の開発に長年取り組んでいる．本稿では NKT 細胞をはじめとする免疫細胞療法に関して概説するとともに当教室で行っている頭頸部がんを対象とした iPS-NKT 細胞療法の治験に関して記載する．

がんと免疫細胞療法

　免疫療法と呼ばれるものは，免疫の仕組みから考えて大きく 2 つに分けることができる．一つは原因物質である抗原に対して特異的に作用する「特異的免疫療法」，もう一つが免疫のシステムの一部を活性化させる「非特異的免疫療法」である．たとえば，がん細胞に特異的に発現している抗原を治療ターゲットとしたがんペプチド療法は典型的な特異的免疫療法である．がん細胞には多くの遺伝子変異が生じることが報告されているが，その遺伝子変異によってがん細胞に特徴的に提示されている腫瘍抗原をネオアンチゲンと呼ぶ[2]．このネオアンチゲンを含み，がんに発現している抗原をペプチドとして合成し，投与する．すると樹

*1　Iinuma Tomohisa，〒 260-8677　千葉県千葉市中央区亥鼻 1-8-1　千葉大学大学院医学研究院耳鼻咽喉科・頭頸部腫瘍学，助教
*2　Hanazawa Toyoyuki，同，教授

状細胞からがんペプチドを認識した特異的な T 細胞が，がん細胞を選択的に攻撃し，腫瘍が縮小することが証明されている．この方法は理論上はがん細胞のみを攻撃するために副反応は少なく理想的な治療法となることが期待された．しかし，固形癌においては様々な遺伝子変異が組み合わさっており，一つの抗原を攻撃するだけでは臨床効果が低いことが徐々に判明した．原因の一つとしては，がん細胞自身が変化してしまうことで抗原を隠し，免疫監視機構から逃れてしまうことも挙げられる．そのため，複数のがんペプチドを組み合わせたり mRNA や DNA の投与を行ったりなど，多岐にわたり改良しながら開発や臨床試験が進んでいる．

そのような特異的免疫療法の中で，現在もっとも成功した例と考えられるのが，遺伝子改変免疫細胞療法のキメラ抗原受容体 T 細胞療法（chimeric antigen receptor T cell therapy：CAR-T 細胞療法）である．CAR-T 細胞療法は，患者自身の T 細胞を採取して遺伝子操作を加えることで，抗原特異的に殺傷能力をもつ T 細胞を作製して投与する方法のことである．固形癌ではなく，主に B 細胞系の白血病やリンパ腫に適応となっており，B 細胞の代表的な抗原である CD19 をターゲットとしている．成分採血により採取した T 細胞にウイルスベクターで遺伝子導入を行い，CD19 を特異的に攻撃する CAR-T 細胞に育て，化学療法を行った患者へ戻す．移入された CAR-T 細胞は，病的・正常含めすべての B 細胞を認識して攻撃し，一定期間体内にとどまることが知られている．効果としては，1 度の投与で 70〜90% の完全奏効率であったことが報告されている[3]．ただ，CAR-T 細胞療法であっても，がんペプチド療法と同様に固形癌に対しては単一の標的抗原では効果は不十分であり，明確な治療効果は確認されていない．近年の報告では，T 細胞受容体と PD-1 遺伝子を破壊し，疲弊しない T 細胞をゲノム編集技術で作製・投与する第 I 相試験が行われ，固形癌の縮小を観察しており，本分野での発展が期待されている[4]．

対して，非特異的免疫療法に関しても開発は進んでいる．1980 年代には，がん患者からリンパ球を採取し IL-2 とともに培養し活性化・増殖して患者に戻す LAK（lymphokine-activated killer）療法や腫瘍浸潤リンパ球を分離し活性化・増殖して戻す TIL（tumor-infiltrating lymphocytes）療法などの養子免疫細胞療法と呼ばれるものが開発されてきた．これらの T 細胞には，様々ながん抗原を認識する T 細胞が含まれており，理論上は種々の遺伝子変異を起こしているがん細胞にも対応できる[5]．悪性黒色腫などの一部の変異が多い，つまりは抗原性が高い癌腫では効果を認めたが，その他の癌腫では予測された効果は得られなかった．たとえば，TIL 療法であると，リンパ球を腫瘍内から分離することに時間がかかることに加え数が少ない，培養する際に慢性的に抗原にさらされることで代謝が悪くなる，そこから抗腫瘍効果の低いクローンが拡大する可能性などが懸念されていた．そのため，TIL や CTL（cytotoxic T lymphocyte）の欠点である，腫瘍へのアクセス不足や治療に十分な細胞数への増殖の必要性などを克服するため，遺伝子工学によって T 細胞の抗原特異性を設計する研究が盛んに行われている．一方で，細胞療法ではなく免疫チェックポイント阻害薬が非特異的に T 細胞のブレーキを外すことで免疫療法のブレイクスルーとなった．PD-1 という免疫抑制のブレーキを特異的に外し，がん抗原を認識する T 細胞を非特異的に活性化させることに成功したこととなる．

再生医療

我々が行っている NKT 細胞療法は再生医療という範疇に入るため，再生医療に関しても概説する．再生医療とは基本的には病気やけがで機能不全になった組織や臓器を再生させる医療であるが，広くとらえると「生きた細胞・組織・臓器を移入する医療」と定義できる．医薬品医療機器等法に記載されている再生医療等製品は，「ヒトま

たは動物の細胞に培養等の加工を施したもので
あって，身体の構造・機能の再建・修復・形成す
るものや，疾病の治療・予防を目的として使用す
るもの，さらには遺伝子治療を目的としてヒトの
細胞に導入して使用するもの」とされている．再
生医療を可能にするための細胞や組織や臓器は，
幹細胞から作製される．幹細胞は自己複製能と
様々な細胞への分化能を併せもつ細胞である．こ
の幹細胞を大量に増殖させ，目的の細胞に分化，
組織を作製して患者の欠損部に移入することで機
能を回復させることを目指している[6]．ES 細胞，
iPS 細胞，体性幹細胞などに代表される幹細胞を
用いて研究が進んでいるが，特に倫理的問題を解
決可能とした iPS 細胞の登場により，本邦では国
策としても研究が飛躍的に進んだ．ただ，そのよ
うな追い風の中にあっても現実は厳しく，実臨床
で社会実装することや製品化を行うにあたっては
とても高いハードルが待ち構えている．研究の困
難さに加え，研究成果と実用化の間のハードルを
「死の谷」と表現することもある．実際に「生き
た」細胞を扱う医療は生化学的な創薬とは設備面
など異なることに加え，法的な規制や制限も多岐
にわたっている．この分野においては企業の協力
や他施設共同での検討が必須であると考えている．

耳鼻咽喉科領域でも再生医療の分野において研
究が進んでいる．たとえば，ES 細胞や iPS 細胞を
使用した内耳の有毛細胞の再生である．聴覚の再
生という夢のような治療法へは，現時点では細胞
の分化誘導には成功しているが[7][8]，組織の構成に
は至っていない．他領域においても組織の作製は
困難なことが多く，細胞移入の方法をとることが
多いのだがコルチ器への生着など課題があるよう
である．しかしながら，ES 細胞や iPS 細胞を応用
した疾患研究の面では研究成果が上がっている．
遺伝性難聴患者から iPS 細胞を作製し，内耳の細
胞へ分化させることで原因遺伝子や病態の解明，
薬剤の有効性を検証することが可能となった[9]．
たとえば，Pendred 症候群の患者から得られた採
血検体の単核球から疾患特異的な iPS 細胞を樹立

し内耳細胞を分化誘導し解析することで，シロリ
ムスの有効性を発見している．

現在，我々は iPS 細胞技術を使用してリンパ球
を大量に作製し，腫瘍へ動注するがん免疫療法の
治験を行っている．欠損した機能を再生するわけ
ではないが，がんに対する治療の中で衰えた患者
の免疫力を，細胞を移入することで活性化するこ
とになる．山中らの報告[10]では，iPS 細胞を用いた
がん免疫細胞療法の臨床試験は，日本と米国で実
施されている．米国のグループは他家の iPS 細胞
から NK 細胞を作製し，様々な癌腫に投与を行っ
ている．それに対し我々は，千葉大学が発見にも
かかわった NKT 細胞を，iPS 細胞技術を利用して
作製し，iPS-NKT 細胞として頭頸部がん患者へ
投与している．

NKT 細胞とは

NKT 細胞は NK 細胞のマーカーや特徴をもっ
た，T 細胞の一種である．NKT 細胞は強力な細胞
傷害活性や迅速なサイトカイン産生能をもち，組
織移行性に優れる自然免疫系の特徴と優れた免疫
調整能をもつ．通常の T 細胞は遺伝子再構成に
よって，多様な抗原を認識する T 細胞受容体を発
現しているのに対し，NKT 細胞はヒトでは V
α24-Jα18 鎖と Vβ11 鎖からなる単一の T 細胞受
容体を発現している．この NKT 細胞の受容体は，
樹状細胞などに発現する MHC class Ⅰ様の抗原
提示分子である CD1d に提示された糖脂質を認識
して活性化する（図 1）．そのため，NKT 細胞には
HLA（human leukocyte antigen）拘束性は存在し
ないことになる．様々な機能をもつ中でも NKT
細胞は抗腫瘍効果に関して研究が多く行われてい
る．NKT 細胞は直接的にパーフォリンや Fas や
グランザイムといった様々な殺細胞因子の産生に
よって癌細胞に対して抗腫瘍効果を発揮する．さ
らに，活性化後に速やかに大量の IFN-γ を産生
することで間接的な作用として腫瘍周囲の CD8
T 細胞や NK 細胞などの細胞傷害活性を増強す
る．この直接的・間接的な抗腫瘍効果が，がん免

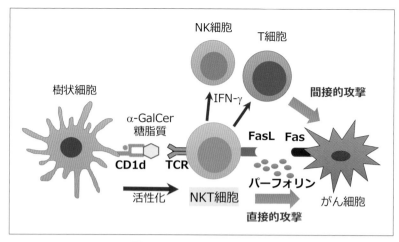

図 1. NKT 細胞と樹状細胞

疫治療に応用されているのである．また NKT 細胞は，患者末梢血での細胞数の低下と予後との相関も報告されていることから[11]，自己の NKT 細胞を体外で増殖させた後にがん患者に投与・補填することの有用性が示唆されてきた．1997 年に，NKT を活性化する糖脂質の中で，特に活性化能の高い糖脂質アルファガラクトシルセラミド（α-Galactosylceramide；α-GalCer）が同定された[12]．我々はこの α-GalCer を使用し NKT 細胞を活性化したり増殖させたりしてがん患者へ投与することで治療に結び付けられないか，臨床研究を行ってきた．

当科で行われた過去の臨床試験

我々は基礎実験を進めたのちに対象を肺がんや頭頸部がん患者として，2000 年代後半から NKT 細胞を用いたがん免疫療法の臨床試験を行っている．初めの試験の形態としては，α-GalCer を樹状細胞に乗せ，能動免疫療法として被検者本人の NKT 細胞を活性化する方法を選択した．被検者から末梢血単核球（peripheral blood mononuclear cells：PBMC）を採取し，無菌室内で IL-2 や GM-CSF を加えて培養することで樹状細胞を増殖させる．次に，α-GalCer と樹状細胞を共培養し，α-GalCer パルス樹状細胞（DC/Gal）を作製する．そして，DC/Gal をがん患者に投与することで被検者自身の NKT 細胞を活性化させ，抗腫瘍効果を期待するというものである．まずは，肺がん患者に対して臨床試験が行われた[13]．静脈内に DC/Gal を投与すると肺に集積する特性を生かして肺の NKT 細胞を活性化することが期待された．安全性においては試験では重篤な有害事象は生じず，効果として NKT 細胞の増加が確認された患者群で median survival time（MST）は 20 か月以上の期間が有意差をもって延長された．次に，頭頸部患者への応用を考慮したが，まず DC/Gal が効率よく頭頸部のリンパ節へ到達するための最適な投与部位を探索する臨床研究を行った[14]．患側の口腔底もしくは鼻粘膜へ DC/Gal を投与した場合には投与後数時間で頸部リンパ節への樹状細胞の移行を認め，口腔底投与では顎下部リンパ節，鼻腔粘膜投与では頸部リンパ節への集積を認めた．なお，鼻粘膜投与の場合には 1 週間以上長期残存することがわかった．そのため，標準治療後の再発頭頸部がん患者を対象として DC/Gal の鼻粘膜投与の効果と安全性を確認する第 I 相試験を 2005 年から開始した[15]．この試験においても重篤な副反応は確認されず，9 例中 1 例が PR，5 例が SD，3 例が PD という結果であった．続いて，効果の増強を図るため，DC/Gal に加えて末梢血から NKT 細胞を採取し増殖した後に腫瘍の栄養血管から投与する動注療法を組み合わせた試験を行った[16)17]．結果，2 試験の計 18 症例のうち PR が 8 例に観察された（図 2）．免疫細胞療法として期待され得る効果は認めたものの，この両試験を行うことで大きな問題点が確認された．それは，

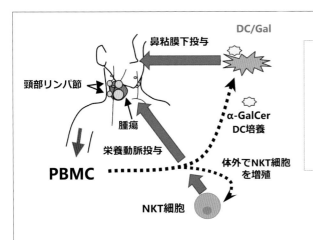

	免疫学的反応		臨床反応				
	NKT細胞数増加	a-GalCer反応性 IFN-g産生能増加	完全奏効 (CR)	部分奏効 (PR)	安定 (SD)	進行 (PD)	奏効率
第Ⅰ相試験	7	7	0	3	4	1	38% (3/8)
第Ⅱ相試験	9	10	0	5	5	0	50% (5/10)

図 2. 樹状細胞と NKT 細胞動注試験の結果

NKT 細胞は血液中のリンパ球の中でも 0.01％ほどしか存在せず増殖が困難だが，被検者ごとに NKT 細胞の数や増殖能が極端に異なり，試験が安定して行えなかったことである．また，がん治療や原疾患の存在そのものによって，免疫能の低下が影響して NKT 細胞が減少している可能性も考えられた．この難題を解決することが困難であったため，自家 NKT 細胞自体は用いずに 2013 年から先進医療として標準治療後の CR 症例を対象とし，再発予防のため DC/Gal を鼻粘膜投与する試験を行ってきた．しかし，基準を満たす対象患者が少なかったことや新型コロナウイルス感染症の影響もあり，中止となっている．

iPS-NKT 細胞の開発

被検者における数少ない NKT 細胞を増殖することが難しいのならば，他家から補ってあげるというコンセプトが，現行の治験である「再発・進行頭頸部癌患者を対象とした iPS-NKT 細胞動注療法に関する第Ⅰ相試験（First in human 試験）」の元となっている．近年，iPS 細胞技術を利用した再生医療は他家移植を前提に考えられるように

なっている．理由として，自家細胞を用いると長期間の準備や手間がかかり費用が高額となるオーダーメイド医療になることにある．しかし，それに比較し，他家細胞を用いれば事前に細胞の準備やストックが行えることに加え，機能に適した株を選定しておけるというメリットがある．他家移植で問題となるのが GVHD（移植片対宿主病）反応であるが，再生医療用 iPS 細胞ストックプロジェクトでは HLA を免疫拒絶反応が起きにくい組み合わせをもつボランティアの方々から iPS 細胞を作製してストックしている．ただ，我々はこのストックされた細胞を使用しているわけではない．なぜなら NKT 細胞は HLA 非拘束性であり，GVHD 反応は起きにくい特徴があるからである．NKT 細胞は TCR（T cell receptor）に可変性がなく，CD1d という人類共通の受容体が提示する糖脂質を認識するため，他家細胞を用いても活性化はされるが異なる HLA を認識せず攻撃はしにくいという特徴をもっている．

このような利点もあり，2013 年から AMED（日本医療研究開発機構）の疾患・組織別実用化研究拠点プログラムの一つとして，理化学研究所の古

関らを中心とした NKT 細胞再生によるがん免疫治療技術開発拠点が立ち上がった．この計画は，iPS 細胞技術を用いて NKT 細胞を再生する技術を開発し，iPS 細胞由来 NKT 細胞を用いたがん治療技術の開発と臨床応用を目指したものである．計画はまず，NKT 細胞を iPS 細胞技術を活用して増幅・誘導する技術を開発することから始まっている．理化学研究所では以前に，マウスの NKT 細胞をリプログラミングしたのちに ES 細胞から NKT 細胞に分化誘導することに成功していた．その過程の中で，NKT 細胞の誘導には Vα24-Jα18 鎖と Vβ11 鎖からなる特異的な T 細胞抗原受容体の再構成を経て分化している必要があることがわかっていた．まずマウスの実験系で末梢血 NKT 細胞由来 iPS 細胞（NKT-iPS 細胞）を作製することに成功し，その細胞はマウスの皮下へ移植するとテラトーマを形成し，三胚葉への分化能があることも確認された．NKT-iPS 細胞由来の NKT 細胞（iPS-NKT 細胞）は，リガンドである α-GalCer 刺激に対して反応・増殖し，サイトカイン産生能を有した．さらに，抗腫瘍活性を有することも確認している．このマウスでの技術を用いて，ヒト iPS-NKT 細胞の作製を行っている[18]．

健常ボランティアの末梢血から NKT 細胞を分離・増殖し，ウイルスベクターを使用することで初期化因子を導入し NKT-iPS 細胞を作製した．この NKT-iPS 細胞を分化や培養の補助するフィーダー細胞とサイトカインの組み合わせで順次共培養することにより血液細胞系，T 細胞系へと分化させ，iPS-NKT 細胞が製造される．候補被検者数人から細胞株を作製し，分化能や抗腫瘍効果など優れていた株を総合的に判断してもっとも適切と判断された iPS 細胞株を用いて 2019 年にマスターセルバンクの樹立に成功した．この iPS-NKT 細胞は様々な種類のヒト腫瘍細胞株に対して細胞傷害活性を示し，パーフォリンがその重要なエフェクター分子であることがわかっている．DC/Gal からの刺激も受け取りサイトカイン産生を示しアジュバント効果も有することが確認さ

れた．

さらに，本治験に使用される細胞は再生医療製品であり，すべてにおいて GMP グレードの品質も求められているため様々な規格試験をクリアしている．iPS 細胞由来の組織・細胞を用いた再生医療の場合にもっとも問題となることが，未分化の iPS 細胞や目的外細胞混入による腫瘍化（テラトーマなど）である．そのため，一般毒性試験での安全性試験，造腫瘍試験として NOG マウスに移植した iPS-NKT 細胞が最長 1 年間の間に腫瘍形成をしないこと，また細胞製造規格として未分化マーカーの発現がないことなどを確認している．また，NOG マウスに投与しても GVHD が起きないことなども確認した．

第 I 相試験

2020 年の 6 月に PMDA（医薬品医療機器総合機構）の 30 日調査を終えて，「再発・進行頭頸部癌患者を対象とした iPS-NKT 細胞動注療法に関する第 I 相試験」という名称で治験開始となった．本治験は，単施設，非盲検，非対照で行い，用量漸増試験であるため 3 例コホートで行っている．副次項目や探索項目として有効性や iPS-NKT 細胞の体内動態についても検討する．対象は頭頸部扁平上皮癌に対しての標準治療後に再発した患者である．DC/Gal との併用も考えていたが，iPS-NKT 細胞単体でも非臨床試験で抗腫瘍効果を認めたため，iPS-NKT 細胞を鼠径部などの動脈から腫瘍栄養血管への動注 3 回投与という方法を選択した．理化学研究所との共同研究であり，細胞は理化学研究所で作製し，千葉大学医学部附属病院で調整と投与を行っている（図 3）．安全性を確認する試験であり症例への基準を多く求めたため，適格患者が少なくなってしまっているが，着実に試験を進めている．また，次の手としてはやはり今までの臨床研究を踏襲し，DC/Gal による NKT 細胞の活性化を狙い，iPS-NKT 細胞と DC/Gal の併用療法を計画している．

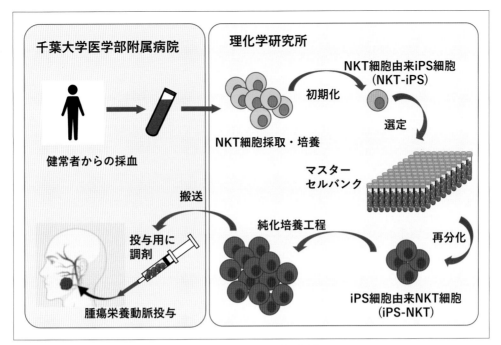

図 3. iPS-NKT 細胞の製造

おわりに

　社会が多様になっている中，研究も進んだことでがん治療の方法も多様化してきた．予後を延ばすことが重要な点であることには変わりないが，患者個人の環境に合う治療法の必要性や高齢者へ負担の少ない治療法など，がんに対する治療選択肢は多いに越したことはない．再生医療は「生きた」細胞や組織を扱うため手間とコストがかかるが，その分再生医療にしかできないこともある．たとえば，抗腫瘍効果の強い細胞が投与後に定着すれば，がんになりにくい体質になるかもしれないし，手術での切除臓器の再生が可能であれば拡大切除の適応が広がるかもしれない．一つ一つ研究を積み重ね，社会実装を目指していきたい．

文　献

1) Tsao SY：Potential of mRNA vaccines to become versatile cancer vaccines. World J Clin Oncol, **13**(8)：663-674, 2022. doi：10.5306/wjco.v13.i8.663.

2) Lybaert L, Lefever S, Fant B, et al：Challenges in neoantigen-directed therapeutics. Cancer Cell, **41**(1)：15-40, 2022. doi：10.1016/j.ccell.2022.10.013.

3) Park JH, Rivière I, Gonen M, et al：Long-Term Follow-up of CD19 CAR Therapy in Acute Lymphoblastic Leukemia. N Engl J Med, **378**(5)：449-459, 2018. doi：10.1056/NEJMoa1709919.

4) Vivier E, Ugolini S, Blaise D, et al：Targeting natural killer cells and natural killer T cells in cancer. Nat Rev Immunol, **12**(4)：239-252, 2012. doi：10.1038/nri3174.

5) Leon E, Ranganathan R, Savoldo B：Adoptive T cell therapy：Boosting the immune system to fight cancer. Semin Immunol, **49**：101437, 2020. doi：10.1016/j.smim.2020.101437.

6) Andrews PW：Human pluripotent stem cells：tools for regenerative medicine. Biomater Transl, **2**(4)：294-300, 2021. doi：10.12336/biomatertransl.2021.04.004.

7) Oshima K, Shin K, Diensthuber M, et al：Mechanosensitive hair cell-like cells from embryonic and induced pluripotent stem cells. Cell, **141**(4)：704-716, 2010. doi：10.1016/j.cell.2010.03.035.

8) Koehler KR, Nie J, Longworth-Mills E, et al：Generation of inner ear organoids containing functional hair cells from human pluripotent

Summary　ネオアンチゲンに焦点をあてて解説しているレビュー．現在主流となっている，*in silico* の技術を使用した開発の方法を中心に概説している．

stem cells. Nat Biotechnol, **35**(6)：583-589, 2017. doi：10.1038/nbt.3840.

9) Hosoya M, Fujioka M, Sone T, et al：Cochlear Cell Modeling Using Disease-Specific iPSCs Unveils a Degenerative Phenotype and Suggests Treatments for Congenital Progressive Hearing Loss. Cell Rep, **18**(1)：68-81, 2017. doi：10.1016/j.celrep.2016.12.020.

10) Yamanaka S：Pluripotent Stem Cell-Based Cell Therapy-Promise and Challenges. Cell Stem Cell, **27**(4)：523-531, 2020. doi：10.1016/j.stem.2020.09.014.
   Summary iPS 細胞や ES 細胞を使用した近年における臨床試験や技術開発に関して網羅されている.

11) Motohashi S, Kobayashi S, Ito T, et al：Preserved IFN-alpha production of circulating Valpha24 NKT cells in primary lung cancer patients. Int J Cancer, **102**(2)：159-165, 2002. doi：10.1002/ijc.10678.

12) Kawano T, Cui J, Koezuka Y, et al：CD1d-restricted and TCR-mediated activation of valpha14 NKT cells by glycosylceramides. Science, **278**(5343)：1626-1629, 1997. doi：10.1126/science.278.5343.1626.

13) Motohashi S, Nagato K, Kunii N, et al：A phase I-II study of alpha-galactosylceramide-pulsed IL-2/GM-CSF-cultured peripheral blood mononuclear cells in patients with advanced and recurrent non-small cell lung cancer. J Immunol, **182**(4)：2492-501, 2009. doi：10.4049/jimmunol.0800126.

14) Kurosaki M, Horiguchi S, Yamasaki K, et al：Migration and immunological reaction after the administration of αGalCer-pulsed antigen-presenting cells into the submucosa of patients with head and neck cancer. Cancer Immunol Immunother, **60**(2)：207-215, 2011. doi：10.1007/s00262-010-0932-z.

15) Uchida T, Horiguchi S, Tanaka Y, et al：Phase I study of alpha-galactosylceramide-pulsed antigen presenting cells administration to the nasal submucosa in unresectable or recurrent head and neck cancer. Cancer Immunol Immunother, **57**(3)：337-345, 2008. doi：10.1007/s00262-007-0373-5.

16) Kunii N, Horiguchi S, Motohashi S, et al：Combination therapy of in vitro-expanded natural killer T cells and alpha-galactosylceramide-pulsed antigen-presenting cells in patients with recurrent head and neck carcinoma. Cancer Sci, **100**(6)：1092-1098, 2009. doi：10.1111/j.1349-7006.2009.01135.x.

17) Yamasaki K, Horiguchi S, Kurosaki M, et al：Induction of NKT cell-specific immune responses in cancer tissues after NKT cell-targeted adoptive immunotherapy. Clin Immunol, **138**(3)：255-265, 2011. doi：10.1016/j.clim.2010.11.014.

18) Yamada D, Iyoda T, Vizcardo R, et al：Efficient Regeneration of Human Vα24⁺ Invariant Natural Killer T Cells and Their Anti-Tumor Activity In Vivo. Stem Cells, **34**(12)：2852-2860, 2016. doi：10.1002/stem.2465.

MB ENT, 285：43-51, 2023

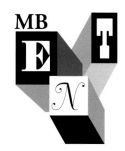

◆特集・頭頸部癌治療の新しい道—免疫・薬物療法—

光免疫療法の現状

西川大輔*

Abstract 頭頸部癌の光免疫療法は，抗EGFR（epidermal growth factor receptor）抗体と光感受性色素（IRDye®700DX）の結合体であるアキャルックス®の投与と，波長690 nmのレーザ光照射を組み合わせた治療である．腫瘍表面に過剰発現しているEGFRをターゲットとしているため，比較的腫瘍特異性が高く，正常組織への毒性が少ない治療とされている．光免疫療法は光を照射した病変への直接的な効果だけでなく，光を当てていない遠隔病変に対する効果も期待されている．日本では2021年1月から「切除不能な局所進行又は局所再発の頭頸部癌」に対して日常臨床で使用可能となっている．有効性・安全性に関する知見は限られており，安全運用のため日本頭頸部外科学会主導でプロセスを定めている．適切な症例選択，有害事象の想定，治療目的の設定，有効かつ安全な照射アプローチ計画が重要である．

Key words 光免疫療法（photoimmunotherapy），頭頸部癌（head and neck cancer），頭頸部アルミノックス治療（Alluminox treatment），切除不能（unresectable），免疫原性細胞死（immunogenic cell death）

はじめに

光免疫療法（photoimmunotherapy：PIT）は腫瘍特異的な新しい機序の癌治療として，米国National Institutes of Health（NIH）の小林らが開発し，2011年にNature medicineに報告された治療である[1]．光免疫療法は，光感受性色素-モノクローナル抗体複合体の投与と波長690 nmのレーザ光照射を組み合わせた治療である．がん特異性の高い治療とされており，正常組織の障害が少ないとされている．手術不能な頭頸部扁平上皮癌患者を対象に，光免疫療法の効果・安全性を検証する国際多施設共同第Ⅲ相試験（https://clinicaltrials.gov/ct2/show/NCT03769506）が2019年に開始となり現在も実施中である．しかし，本邦においては2021年1月から「切除不能な局所進行又は局所再発の頭頸部癌」に対し，「頭頸部アルミノックス治療」として実臨床で使用可能となっている．

本稿においては，頭頸部アルミノックス治療の治療機序，臨床試験，現在の国内での実施状況，適応となる症例，今後の展望について解説する．

光免疫療法の殺細胞メカニズム

光免疫療法では，まずがんの細胞表面マーカーに結合するモノクローナル抗体と光感受性色素の結合体を注入する．抗体と結合した光感受性色素IRDye®700DX（IR700）を波長690 nmの光で励起することで，IR700は光化学反応を起こし，親水性側鎖を遊離させ，残った分子を疎水化させる．疎水化により細胞表面マーカータンパク質に損傷を与え，細胞膜の結合性を低下させる．細胞膜の損傷に伴い，細胞内に水分が流れ込むと，腫瘍細胞は約3倍に膨張する[2]．急激な膨張により細胞膜に大きな裂け目が生じ，細胞質内の内容物が細胞外に放出される．これにより，heat shock protein 70, 90などのストレスマーカー，calreticulin

* Nishikawa Daisuke，〒 464-8681 愛知県名古屋市千種区鹿子殿1-1 愛知県がんセンター頭頸部外科，医長

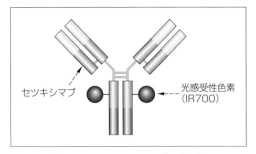

図 1. アキャルックス®の構造

セツキシマブ

光感受性色素（IR700）

（CRT），adenosine triphosphate（ATP），high mobility group box 1（HMGB1）などの細胞死シグナルが放出される[3]．それに引き続き，がん細胞から放出された抗原に対する宿主の免疫応答が開始される．がん特異抗原とこれらのシグナルの急速な放出は，樹状細胞の活性化を誘発し，がん特異的ナイーブ T 細胞を刺激する．そして，活性化された T 細胞によるがん細胞への攻撃が誘発される．この過程は免疫原性細胞死（immunogenic cell death：ICD）として知られている[4]．

波長 690 nm の光は非電離性で DNA に損傷を与えず，正常な細胞には無害といわれている．組織への深達距離は数 cm とされている[5]．抗体-IR700 結合体は，標的とするがん関連抗原を過剰発現しているがん細胞に優位に結合し，腫瘍細胞を選択的に攻撃する．そのため，正常組織へのダメージを最小限に抑えながら，腫瘍選択性の高い治療が可能になる[6]．

頭頸部アルミノックス治療

光免疫療法を頭頸部癌に対して臨床応用したものが，頭頸部アルミノックス治療である．頭頸部扁平上皮癌ではほとんどの場合，細胞表面に epidermal growth factor receptor（EGFR）を過剰発現していると報告されている．そのため，抗EGFR 抗体であるセツキシマブと IR700 の結合体（セツキシマブサロタロカンナトリウム；アキャルックス®）が抗体-IR700 結合体として用いられる（図1）．以下に実臨床での治療の流れを示す．

1．頭頸部アルミノックス治療の流れ

Day 1 にアキャルックス®投与を行う．アキャルックス®を投与すると光過敏状態となり得るた

め，光曝露対策を行う必要がある．一つは，患者の周囲の環境の整備である．アキャルックス®投与後 1 週間は病室内に日光が入らないようにし，室内照度も 120 ルクス以下に維持する必要がある．二つ目は，病室外に出る際の，帽子，衣服などによる患者の皮膚露出部の保護である．アキャルックス®はセツキシマブを主成分としているため infusion reaction にも注意が必要である．

Day 2 にレーザ光を照射する．アキャルックス®の点滴終了後 20～28 時間後に BioBlade® レーザシステムを用いて腫瘍にレーザ光を照射する必要があるため，投与時間と手術時間の設定に注意が必要である．腫瘍の位置に応じて 2 種類のディフューザーを使い分ける．原則的には，組織内病変（皮膚または粘膜表面より 10 mm 以上深部に腫瘍が存在する場合や腫瘍に厚みがある場合）に対しては，シリンドリカル（円筒型）ディフューザーを用いてレーザ光照射を行う（図2-a）．表在性病変（皮膚または粘膜表面より深さ 10 mm 以内に腫瘍がある場合）に対してはフロンタル（前方型）ディフューザーを用いて治療する（図2-b）．

シリンドリカルディフューザーを使用して治療する場合は，まずディフューザーを通すガイドとなるニードルカテーテルを腫瘍部に穿刺する．腫瘍径が大きい場合は，複数のニードルカテーテルを穿刺し，腫瘍全体にレーザ光照射できるよう配置する．ニードルカテーテルの内腔にシリンドリカルディフューザーを挿入し，レーザ光照射を行う．

フロンタルディフューザー 1 本で一度にレーザ光照射できる照射範囲は最小直径で 17 mm，最大直径で 38 mm である．予定照射範囲が 38 mm を超える場合は，複数のフロンタルディフューザーを用いるか，または複数回に分けて照射を行う．

上記の 2 種類のディフューザーを，病変の部位や大きさによって，組み合わせて治療を行う．2 サイクル目以降の治療は 4 週間以上の間隔をあけて，最大 4 サイクルまで可能である．

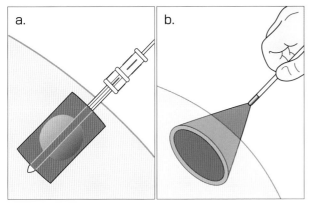

図 2. 頭頸部アルミノックス治療に使用する
　　　ディフューザー
　　　a：シリンドリカルディフューザー
　　　b：フロンタルディフューザー

臨床応用までの流れ

　ヒトを対象とした臨床試験を行うにあたって，最初のターゲットとして頭頸部癌が選択された．理由は，頭頸部癌は 90％程度の割合で EGFR が発現していること，光照射アプローチが容易であること，再発転移癌の予後が不良であり新規治療が望まれることである．放射線療法または白金系抗悪性腫瘍剤を含む化学療法に効果不十分，かつ標準的な治療が困難，白金系抗悪性腫瘍剤による化学療法の治療歴のある頭頸部扁平上皮癌患者を対象とした臨床試験は 2 試験が終了し，1 試験が現在進行中である．

　まずは，米国にて，2015 年から抗 EGFR 抗体-IR700 結合体を用いて，上記の条件を満たす頭頸部扁平上皮癌患者を対象とした第 I／IIa 相試験

（RM-1929-101 試験）が行われた[7]．第 I 相パートで投与可能な最大用量（MFD）を 640 mg/m^{2}に決定した．これが現在使用されているアキャルックス®の用量となっている．第 IIa 相パートでは，30例に対し，アキャルックス® 640 mg/m^{2}の点滴静注と波長 640 nm の光照射を 4〜8 週間隔で最大 4サイクル実施した．重篤な有害事象は 13 例（43.3％）に認められ，その事象は肺炎 3 例，腫瘍出血 2 例などであった．死亡に至った有害事象として，腫瘍出血，動脈出血，肺炎が各 1 例の合計 3 例に認められたが，いずれも治験治療と関連なしと判断された．副次評価項目である抗腫瘍効果として，modified RECIST ver.1.1 に基づく評価で 30 例中 4 例（13.3％）に complete response（CR），9 例（30.0％）に partial response（PR）を認めた．全生存期間の中央値は 9.30 か月（95％CI：5.16-16.92）であった．無増悪生存期間の中央値は 5.16 か月（95％CI：2.10-5.52）であった．

　2017 年から同様の条件を満たす日本人頭頸部扁平上皮癌患者を対象に国内第 I 相試験（RM-1929-102 試験）が行われた[8]．適格と判断された 3例に対し，アキャルックス® 640 mg/m^{2}点滴静注とレーザ光照射を 1 サイクル実施し，重篤な有害事象，死亡および治療中止に至った有害事象，DLT（用量制限毒性）の発現は認めなかった．modified RECIST ver.1.1 に基づく中央判定による評価で 3 例中 2 例に PR，1 例に progressive

表 1. 臨床試験の進捗状況，成績

対象	試験名	進捗	相	N	治療	CR (%)	PR (%)	ORR (%)	PFS (か月)	OS (か月)
頭頸部扁平上皮癌 ・切除不能 ・RT/CDDP 不応 ・プラチナ治療歴	RM-1929-101	2019 年終了	I	9	PIT 1 cycle（3 用量）	33.3*	0.0	33.3		
			IIa	30	PIT 1-4 cycles	13.3	30.0	43.3	5.16	9.30
	RM-1929-102	2018 年終了	I	3	PIT 1 cycle	0.0	66.7	66.7		
	RM-1929-301	2024 年終了予定	III	275（予定）	PIT vs SOC					

CR：complete response，PR：partial response，ORR：overall response rate，PFS：progression free survival，
OS：overall survival，PIT：photoimmunotherapy，＊用量 640 mg/m^{2}群の成績

disease（PD）を認めた.

これら 2 つの試験により, 頭頸部扁平上皮癌患者に対する本治療の安全性と有効性が示された. 2018 年から国際多施設共同第Ⅲ相試験が開始となり, 現在も進行中であるが, 本邦では, 2019 年に先駆け審査指定制度の対象製品にアキャルックス® が指定され, 2020 年 9 月に「切除不能な局所進行又は局所再発の頭頸部癌」の効能または効果で製造販売承認を受けた. 実臨床においては, 2021 年 1 月から頭頸部癌に対してのみ, 本治療が実臨床で実施可能となっている.

国内での運用

頭頸部アルミノックス治療は国内での臨床試験症例が極めて限られることから, 十分に安全性に配慮した運用が必要となる. 本邦では日本頭頸部外科学会主導で「頭頸部外科におけるアルミノックス治療実施までのプロセス」が定められている. （https://www.jshns.org/uploads/files/about/2.process1_rev.pdf）.

1. 施設要件, 医師要件の確認

日本頭頸部外科学会の指定研修施設であること, 常勤の頭頸部がん指導医がいることなどの施設要件が定められており, さらに頭頸部がん専門医であることなどの医師要件が定められている.

2. 講習プログラムの受講

日本レーザー医学会の「レーザー医療の基礎知識と安全対策」の講義, 頭頸部アルミノックス治療指導医または製造販売者による「アキャルックス® とレーザ光照射による治療」の講義, さらに機器の取り扱いについてのハンズオンを受講する必要がある.

3. 頭頸部アルミノックス治療運営委員会指導下での治療の実施

施設における最初の 3 施術例までは, 適格症例の選定, 治療アプローチなどにつき, 頭頸部アルミノックス治療指導医の助言を得ながら実施する必要がある. 本治療を考慮する症例があれば, 頭頸部アルミノックス治療運営委員会に術前検討の申し込みを行う. 運営委員会にて適格症例と判断されれば, 術前検討会を経て実際の施術となる. 治療の適応・安全性に懸念点があれば, 適否検討会にてディスカッションを行い, 治療の可否を判断する. 初回施術時は本治療指導医の招聘が義務付けられている.

治療特異的有害事象

患者はアキャルックス® 投与を受けると光過敏状態となり得る. これは EGFR が正常な皮膚や粘膜細胞にも発現しているためである[9]. そのため, 前述のように光曝露対策を行う必要がある. 日光への曝露は, 投与後 4 週間までは避ける必要がある. しかし, 長期の光曝露対策は患者の負担となるため, 我々は投与後 1 週間の時点で, 光過敏テストを行っている. 皮膚の一部を日光に曝露し, 発赤などの出現の有無を確認し, 異常がなければ短時間の日光曝露であれば許可している. その他, 注意が必要な有害事象として, 頸動脈および腫瘍出血, 舌浮腫および喉頭浮腫などが挙げられる. 頭頸部アルミノックス治療は急速な腫瘍崩壊を引き起こすため, 頸動脈などの大血管浸潤を有する腫瘍を治療すると術後致命的な出血を引き起こす可能性があり, 禁忌に定められている. 血管への近接に留まっているような腫瘍であっても, 治療後の壊死の進行によって, 頸動脈破裂の危険性がある治療は避けるほうがよいであろう. また, 頭頸部アルミノックス治療は非常に浮腫の発生しやすい治療である. 顔面の浮腫などは経過観察可能だが, 喉頭に高度の浮腫が発生すると気道閉塞のリスクがある（図 3）. そのため, あらかじめ喉頭浮腫が予想される患者に対しては, レーザ光照射の前に予防的に気管切開を行う, 一晩〜数日鎮静下に挿管管理を行うなどの対策が取られることが多い.

治療の適応範囲

1. 切除不能の判断

頭頸部アルミノックス治療は, 「切除不能な局

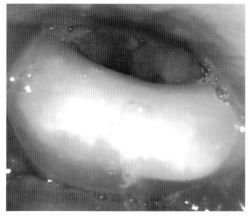

図 3. 頭頸部アルミノックス治療後の喉頭浮腫

所進行又は局所再発の頭頸部癌」に対して保険適用となっている．さらに，「化学放射線療法等の標準的な治療を受けたことがある，または適応がない」という条件が附随している．これは，ほとんどの症例においては，放射線治療の既往が必要であることを意味する．適応判断のうえで難しいのは，「切除不能」の判定である．切除不能な頭頸部癌の理由としては，一般的には T4b 病変に相当する頸動脈浸潤，広範な頭蓋底浸潤，縦隔または椎骨浸潤などが挙げられる．しかし，これらの病変に対して頭頸部アルミノックス治療を適応することは困難である．したがって，他の要素に基づいて「切除不能」と判断する必要がある．これまで実臨床で本治療を行った症例では，T4b 病変であることでの切除不能判断ではなく，総合的に切除不能と判断した症例がほとんどであった．例としては，① 再建術後であり再手術のリスクが高い，② 手術による根治性が低い（複数回切除後の再発），③ 全身状態が悪く侵襲の大きい手術が困難，④ 患者手術拒否などが挙げられる．

つまり，頭頸部アルミノックス治療を適応するにあたって，必ずしも T4b のような大きな病変である必要はなく，放射線治療後であることや上記の切除不能の要件を満たせば，比較的小病変であっても治療の適応となり得る．サイズの大きい病変は，危険臓器に隣接するリスク，治療後の痛み・壊死などの有害事象のリスク，QOL 低下のリスクが高くなるため，逆に適応しづらいともいえる．

2．レーザ光照射アプローチ

頭頸部アルミノックス治療では，標的病変を正確に照射する必要があり，有効性と安全性に大きく影響を与える要因となる．頭頸部領域は他部位と比較し光照射が容易な領域ではあるが，深部病変への照射や下咽頭病変など口から遠い部位への照射を，正確に行うことは技術的に困難である．シリンドリカルディフューザーでの照射のためにはニードルカテーテルを穿刺する必要があるが，準備できる限りの画像モダリティを用いて正確な穿刺を行う必要がある．当院では，エコー，内視鏡，手術ナビゲーションシステムなどを用いて，正確に穿刺することを心がけている．これまでの報告では，上咽頭病変に対して硬性内視鏡補助下にフロンタルディフューザーでの照射を行った症例[10]，外側翼状筋内の病変に対してサージカルナビゲーションシステムを用いてニードルカテーテル穿刺を行った症例[11]，外部から視認不能な上顎洞内病変に対して手術ナビゲーションシステムと CT ガイドを用いてニードルカテーテル穿刺を行った症例[12]が報告されている．上記のような画像モダリティを必ず用いなければいけないわけではないが，各施設で使用可能なモダリティは最大限準備して施術に臨む必要がある．

症例提示

当院で頭頸部アルミノックス治療を施行した症例の中から，症例選択，照射アプローチ，効果，有害事象などの参考になると思われる症例を提示する．

1．症　例

50 歳台，男性．上顎歯肉癌（扁平上皮癌 cT4aN2bM0）に対して，上顎部分切除，前外側大腿皮弁再建施行し，術後照射を施行した．しかし，頸部に多発再発をきたし，手術での根治は不能と考え，化学療法を施行した．5FU＋シスプラチン（CDDP）＋セツキシマブを 6 コース施行後，セツキシマブ単剤での維持療法を行っていたが PD となった．その後，ニボルマブを 5 コース施行した

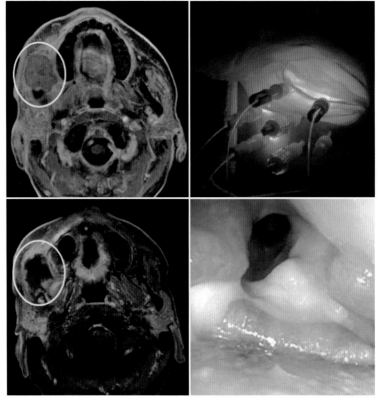

図 4. 症例 1：1 サイクル目の術前所見，術中・術後経過
a：照射前 MRI．右顔面皮下腫瘤を認める
b：1 サイクル目の術中所見．シリンドリカルディフューザー
　　での照射
c：1 サイクル後の MRI．腫瘍内部の壊死．辺縁の造影効果
d：口腔内に生じた瘻孔．内部は壊死している

ところ，頸部のほとんどの多発病変は CR となったが，顔面皮下の病変のみ増大傾向であった（図4-a）．照射後，再建術後，頸部多発病変に対する化学療法後であり切除不能と判断されることから，頭頸部アルミノックス治療を選択した．

Day 1 のアキャルックス®投与は問題なく終了した．Day 2 に全身麻酔下に顔面皮膚からエコーガイド下にニードルカテーテルの穿刺を行い，シリンドリカルディフューザーでの治療を行った（図4-b）．術後疼痛が予想されたため術中からフェンタニル持続静注を開始，術後 1 日目には疼痛は改善したためフェンタニルは中止した．術後 1 日目から顔面浮腫を生じ，右眼開眼不能となったが，術後 4 日目には顔面浮腫は消失した．術後 7 日目に光過敏テスト（判定：軽度発赤）を行い退院となった．

術後 21 日目に MRI での治療効果判定を行った（図4-c）．腫瘍内部は完全に壊死していたが，腫瘍辺縁の造影効果を認め，腫瘍残存の可能性があると考えた．また，口腔内に瘻孔が発生したが，経口摂取継続は可能であった（図4-d）．1 サイクル目施行から 28 日後に，残存を疑う病変に対する2 サイクル目の頭頸部アルミノックス治療を施行した（図5-a）．2 サイクル目は腫瘍辺縁を中心にシリンドリカルディフューザーで照射した．効果判定の MRI では腫瘍壊死部周辺の造影効果は減少していた（図5-b）．腫瘍内腔の空洞表面を生検したが悪性像は認めなかった．CR と判定し経過観察を行っていたが，腫瘍欠損部の空洞は徐々に縮小していった（図5-c）．頭頸部アルミノックス治療開始後 6 か月の MRI にて顔面皮下腫瘤はさらに縮小していたが（図5-d），対側頸部，両側腋窩の

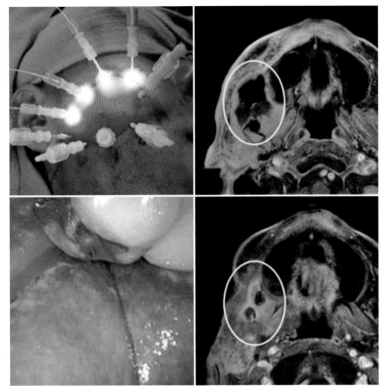

a	b
c	d

図 5. 症例 1：2 サイクル目の術中・術後経過
　　a：2 サイクル目のシリンドリカルディフューザーによる照射
　　b：2 サイクル目治療後の MRI．腫瘍辺縁の造影効果減少
　　c：口腔の瘻孔は縮小
　　d：2 サイクル後 5 か月の MRI．腫瘍は縮小

多発転移を認めた．新規多発病変に対する頭頸部アルミノックス治療の適応は困難と考え，パクリタキセル＋セツキシマブ治療となった．

2．治療の意義

提示した症例を通して，頭頸部アルミノックス治療の意義を考えていきたい．この治療の目的には，① 根治，② 症状緩和，③ QOL 低下予防などがあると考える．当然，根治を目指せるのであれば，それが一番よい．しかし，元々の適応が「放射線治療後」かつ「切除不能」の病変であることから，① 根治を目指すことが難しい症例も多い．その場合，治療を行う目的が ② 現在存在する症状を緩和することなのか，③ 今後の QOL 低下の予防なのか，患者の状態・希望を踏まえて設定する必要がある．今回提示した症例は，元々頸部多発転移で根治不能と判断していることもあり，根治は困難と考え顔面皮下病変の増悪による ③ 今

後の QOL 低下を防ぐことを目的に設定した．その結果，治療部位外の増悪はきたしたものの，顔面皮下病変は縮小を維持し目的を達成できたと考える．もし，この目的が患者と共有できていないと，治療効果や有害事象に対して患者の後悔が発生し治療満足度が下がることとなる．あらかじめ，医療者と患者で治療目的は何か，予想される有害事象が許容できるかについて話し合い，患者の理解を得たうえで治療に進むべきである．

今後の展開

1．ICI と光免疫療法の併用治療

理論上，免疫チェックポイント阻害薬(immune checkpoint inhibitor：ICI)と光免疫療法の組み合わせが有効なのではないかと考えている先生方も多いと考える．光免疫療法は，その名称のとおり治療による免疫賦活作用が期待されているが，マ

ウスにおいて光免疫療法単独では持続的な抗腫瘍反応を誘導することはほとんどできなかったと報告されている．これは，腫瘍の免疫逃避が原因と考えられている．そこで，光免疫療法と抗PD-1抗体を組み合わせることで，複数の腫瘍マウスモデルにおいて免疫逃避を抑制し，de novo T細胞の反応を増強することができたと示されている[13]．また，光免疫療法と抗PD-1抗体を併用したマウスでは，光免疫療法を行った局所の腫瘍だけでなく光を照射していない遠隔腫瘍の縮小も観察された．現在，頭頸部扁平上皮癌および皮膚扁平上皮癌に対するICIと光免疫療法を組み合わせた臨床試験が進行中である（ClinicalTrials.gov：NCT04305795）．ICIと光免疫療法の組み合わせは，理論上有効と考えられるが，エビデンスがないため日常診療で意図的に組み合わせて使用する機会は少ない．現在，進行中の試験の結果によっては，併用療法が標準治療となる可能性もあり結果を待ちたい．

2．免疫抑制細胞をターゲットとした光免疫療法

Treg細胞の表面にあるCD25またはCCR4，MDSCの表面にあるCXCR2に対する抗体を使用した光免疫療法では，腫瘍の微小環境中の免疫抑制細胞を選択的に排除することができる[14]．抗CD25抗体を用いたTregを標的とする光免疫療法は，マウスでの実験において非常に効果的であったと報告されている[15]．Tregを標的とした光免疫療法後，数時間以内に腫瘍内のCD8陽性T細胞およびNK細胞が完全に活性化される．また，標的とした病変のみでなく，光を照射していない病変にも縮小効果がみられた．全身のTregをターゲットにした治療は有害な自己免疫有害事象を誘発し得るが，光免疫療法により腫瘍内のTreg細胞を選択的にターゲットとすることで全身的な副作用を回避できる可能性がある．現在，日常臨床で頭頸部アルミノックス治療を行っている実感として，アブスコパル効果など免疫賦活を示唆するような現象をまだ経験していない．今

後，Treg光免疫療法が臨床試験を経て，強い抗腫瘍免疫賦活作用をもつ治療として実用化されることを期待している．

3．頭頸部以外の部位への適応拡大

現在，食道癌に対して，頭頸部癌同様に抗EGFR抗体-IR700複合体を用いた第Ⅰ/Ⅱa相試験が国内で行われている．また，2023年にはモノクローナル抗体として抗CD25抗体を用いた転移性肝腫瘍がある固形癌患者を対象とした第Ⅰ相試験が始まる予定である．今後，様々な癌腫に対して適応が広がり，より多くの患者が光免疫療法の恩恵を受けられるようになることに期待したい．

まとめ

光免疫療法が世界に先駆けて日本でのみ日常臨床で使用可能となった．まだ，新しい治療であり知見が不足している状態である．まだまだ患者選択，照射方法，有害事象対策に関しても，確立した方法があるわけではない．現在，国内で頭頸部アルミノックス治療に関する観察研究（jRCT1041210120）が進行中である．国内全体で情報共有，経験集積を行い，よりよい治療へと育てていく必要がある．

参考文献

1）Mitsunaga M, Ogawa M, Kosaka N, et al：Cancer cell-selective in vivo near infrared photoimmunotherapy targeting specific membrane molecules. Nat Med, **17**：1685-1691, 2011.
　Summary　腫瘍特異的な抗体と光感受性色素の複合体を用いた光免疫療法は，従来の光線力学療法とは異なる機序の治療である．
2）Mitsunaga M, Nakajima T, Sano K, et al：Immediate in vivo target-specific cancer cell death after near infrared photoimmunotherapy. BMC Cancer, **12**：345, 2012.
3）Ogawa M, Tomita Y, Nakamura Y, et al：Immunogenic cancer cell death selectively induced by near infrared photoimmunotherapy initiates host tumor immunity. Oncotarget, **8**：10425-10436, 2017.

4）Green DR, Ferguson T, Zitvogel L, et al：Immunogenic and tolerogenic cell death. Nat Rev Immunol, **9**：353-363, 2009.

5）Henderson TA, Morries LD：Near-infrared photonic energy penetration：can infrared phototherapy effectively reach the human brain? Neuropsychiatr Dis Treat, **11**：2191-2208, 2015.

6）Sato K, Ando K, Okuyama S, et al：Photoinduced Ligand Release from a Silicon Phthalocyanine Dye Conjugated with Monoclonal Antibodies：A Mechanism of Cancer Cell Cytotoxicity after Near-Infrared Photoimmunotherapy. ACS Cent Sci, **4**：1559-1569, 2018.

7）Cognetti DM, Johnson JM, Curry JM, et al：Phase 1/2a, open-label, multicenter study of RM-1929 photoimmunotherapy in patients with locoregional, recurrent head and neck squamous cell carcinoma. Head Neck, **43**：3875-3887, 2021.

8）Tahara M, Okano S, Enokida T, et al：A phase I, single-center, open-label study of RM-1929 photoimmunotherapy in Japanese patients with recurrent head and neck squamous cell carcinoma. Int J Clin Oncol, **26**：1812-1821, 2021.

9）Srinivasan M, Jewell SD：Evaluation of TGF-alpha and EGFR expression in oral leukoplakia and oral submucous fibrosis by quantitative immunohistochemistry. Oncology, **61**：284-292, 2001.

10）Omura G, Honma Y, Matsumoto Y, et al：Transnasal photoimmunotherapy with cetuximab sarotalocan sodium：Outcomes on the local recurrence of nasopharyngeal squamous cell carcinoma. Auris Nasus Larynx, 2022. doi：10.1016/j.anl.2022.06.004.

11）Okamoto I, Okada T, Tokashiki K, et al：A Case Treated With Photoimmunotherapy Under a Navigation System for Recurrent Lesions of the Lateral Pterygoid Muscle. In Vivo, **36**：1035-1040, 2022.

12）Koyama S, Ehara H, Donishi R, et al：Photoimmunotherapy with surgical navigation and computed tomography guidance for recurrent maxillary sinus carcinoma. Auris Nasus Larynx, 2022. doi：10.1016/j.anl.2022.09.001.
Summary 手術ナビゲーションシステムとCT ガイド下に穿刺を行うことで，上顎洞の病変を正確に照射可能であった.

13）Nagaya T, Friedman J, Maruoka Y, et al：Host Immunity Following Near-Infrared Photoimmunotherapy Is Enhanced with PD-1 Checkpoint Blockade to Eradicate Established Antigenic Tumors. Cancer Immunol Res, **7**：401-413, 2019.

14）Barnett JD, Jin J, Penet MF, et al：Photoranostics of Splenic Myeloid-Derived Suppressor Cells and Its Impact on Spleen Metabolism in Tumor-Bearing Mice. Cancers（Basel）, **14**：3578, 2022.

15）Sato K, Sato N, Xu B, et al：Spatially selective depletion of tumor-associated regulatory T cells with near-infrared photoimmunotherapy. Sci Transl Med, **8**：352ra110, 2016.
Summary Treg を標的とした光免疫療法により，CD8 陽 T 細胞やナチュラルキラー細胞を活性化し，局所抗腫瘍免疫が回復した.

Monthly Book

ENTONI
エントーニ

No. **270**

好評増刊号！

２０２２年５月増刊号

耳鼻咽喉科医が知っておきたい
薬の知識
―私はこう使う―

■ 編集企画　櫻井大樹（山梨大学教授）
MB ENTONI No. 270（2022 年 5 月増刊号）
196 頁，定価 5,940 円（本体 5,400 円＋税）

病態から診断、ガイドライン・診断基準に沿った適切な薬の選び方、効果、禁忌や注意点などエキスパートによりわかりやすく解説。日常診療のブラッシュアップに役立つ１冊です。

☆ CONTENTS ☆

小児急性中耳炎に対する抗菌薬の選び方
慢性中耳炎に対する薬物治療のポイント
滲出性中耳炎に対する薬の使い方
好酸球性中耳炎に対する薬の使い方
めまいに対する診断と薬の使い方
突発性難聴に対する薬物療法
顔面神経麻痺に対する薬物療法
外耳道炎・外耳道真菌症に対する外用薬・
　点耳液の使い方
耳鳴に対する薬物治療のコツ
急性副鼻腔炎に対する抗菌薬の使い方
慢性副鼻腔炎に対する薬の使い方
好酸球性副鼻腔炎に対する生物学的製剤の使い方
副鼻腔真菌症に対する薬物療法

アレルギー性真菌性副鼻腔炎（AFRS）
　に対する診断と薬物治療のポイント
小児のアレルギー性鼻炎に対する
　診断と薬物治療のポイント
花粉症患者への効果的な薬の使い方
舌下免疫療法のコツ
嗅覚障害に対する診断と薬の使い方のポイント
扁桃周囲炎、扁桃周囲膿瘍に対する治療
口腔咽頭の痛みへの対応
味覚障害に対する薬の使い方
声帯麻痺に薬剤はどう使う？
慢性咳嗽に対する診断と薬の使い方
耳鼻咽喉科疾患に漢方薬はどう使う？
妊婦さんへの薬の使い方は？
高齢者への処方で注意することは？

全日本病院出版会
www.zenniti.com
〒113-0033 東京都文京区本郷 3-16-4　Tel:03-5689-5989
Fax:03-5689-8030

MB ENT, 285：53-61, 2023

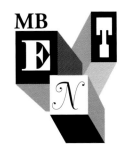

◆特集・頭頸部癌治療の新しい道─免疫・薬物療法─

複合免疫療法の現状

横田知哉*

Abstract 再発転移頭頸部扁平上皮癌では，ニボルマブやペムブロリズマブなどの抗PD-1抗体の単独療法，もしくは化学療法との併用療法が標準治療として承認されている．しかし，抗PD-1抗体の単独療法としての効果は限定的である．そこで，腫瘍微小環境や腫瘍細胞内における免疫逃避機構を効率的に抑制し，より広範な抗腫瘍免疫応答を発揮させるために，作用機序の異なる治療法を併用する複合免疫療法が期待され開発中である．複合免疫療法として併用される薬剤として，化学療法や，様々な免疫チェックポイント分子を標的とした抗体薬の他，免疫細胞内の代謝阻害薬，レンバチニブに代表されるマルチキナーゼ阻害薬，サイトカインなどが挙げられる．また，殺細胞性T細胞だけでなく，骨髄系細胞やNK細胞，制御性T細胞などの様々な免疫細胞を標的とし，機能を修飾する治療が開発中であるが，無効中止などもみられ開発には難渋しているのが現状である．

Key words 抗PD-1抗体(anti-PD-1 antibody)，耐性機序(resistant mechanism)，併用療法(combination therapy)，抗CTLA-4抗体(anti-CTLA-4 antibody)，マルチキナーゼ阻害薬(multitarget kinase inhibitors)

頭頸部癌におけるICI治療の現状

再発転移頭頸部扁平上皮癌(RM-SCCHN)に対する薬物療法の開発は，殺細胞性抗がん薬や，殺細胞性抗がん薬と抗EGFR抗体薬の併用療法から始まり，ここ数年はPD-1やPD-L1などの免疫チェックポイント分子を標的とした免疫チェックポイント阻害薬(ICI)の開発が中心である．特に，抗PD-1抗体であるニボルマブやペムブロリズマブの有効性が示され，実臨床での使用が承認されたことに伴い，再発・転移例に対する標準治療が大きく変わり予後が延長しつつある．すなわち，プラチナ不応例に対してニボルマブが臨床導入され[1]，プラチナ感受性例にはペムブロリズマブ単独療法や化学療法との併用療法が標準治療となり[2]，患者の状態や腫瘍量・腫瘍局在，腫瘍のPD-L1(CPS)発現などのバイオマーカーに基づく個別化治療が可能となっている．

ICIによって長期にわたる奏効(durable responses)とそれに伴って長期生存がもたらされる症例がみられる一方で，抗PD-1抗体単独での奏効割合は頭頸部癌でもせいぜい20%程度であり効果は限定的である．また，ICIに対する反応は症例毎にかなり異なっており，たとえば最初奏効していても効果がなくなる獲得耐性や，最初から全く奏効しない内因性の耐性も経験される．

免疫療法耐性機序と耐性克服のための戦略

宿主の免疫系が悪性細胞に対してアプローチする過程では，免疫細胞と腫瘍細胞との間で多段階の相互作用が働く[3]．すなわち，抗原提示細胞は，抗原提示細胞上のMHCクラスI分子とT細胞上に存在するT細胞受容体との結合を介して，腫瘍抗原をナイーブT細胞に提示して活性化させ，活

* Yokota Tomoya, 〒411-8777 静岡県駿東郡長泉町下長窪1007 静岡県立静岡がんセンター消化器内科，医長

性化された細胞傷害性 T 細胞が腫瘍微小環境へ
移動・浸潤し，腫瘍細胞を認識・攻撃するという
ステップを経て，抗腫瘍効果を及ぼす.

がん免疫療法における直接的な治療標的は，腫
瘍細胞そのものではなく，腫瘍細胞に対する免疫
システムである. すなわち，免疫チェックポイン
ト分子によって抑制されていた抗腫瘍免疫応答を
再活性化し，宿主が本来もつ免疫の働きを抗腫瘍
効果に結び付けようとするものである.

免疫系の過剰な刺激による自己免疫機構は，抑
制系シグナルによって制御されている. しかし，
腫瘍微小環境では，多段階の免疫サイクルのいず
れかの段階をかいくぐって，がん免疫から回避し
ようとする免疫逃避機構が働いている[4]. ICI に対
する耐性機序にも，数多くの内因性因子や外因性
因子が関与している. 腫瘍細胞に関連した内因性
の耐性化機序として，MHC クラス I 分子などの
変化による抗原提示能の低下，MAPK 経路の活
性化や IFN-γ を介した細胞内情報伝達経路の変
化，PTEN，JAK2，EZH2 などの遺伝子発現や
PI3K/AKT 変異による T 細胞の疲弊，DNA 障害
反応，LAG-3，TIM-3，BTLA，TIGIT，VISTA
などの様々な免疫抑制系チェックポイント分子の
二次的な発現などが挙げられる. また，免疫細胞
や腫瘍微小環境に関連した外因性の耐性化機序と
して，制御性 T 細胞，骨髄由来抑制細胞，腫瘍関
連マクロファージなど，腫瘍浸潤 T 細胞の割合や
サイトカインのプロファイルに影響を与える因子
が挙げられる[5](表1).

これらの免疫耐性機序を克服し，腫瘍微小環境
や腫瘍細胞内における免疫逃避機構を効率的に抑
制し，より広範な抗腫瘍免疫応答を発揮させるた
めに，作用機序の異なる治療法を併用する数多く
の複合がん免疫療法が開発されている. これらの
アプローチでは，腫瘍に対する免疫原性を高め，
T 細胞の疲弊を克服し，腫瘍微小環境を改善す
る，あるいは活性化 T 細胞の腫瘍浸潤を高めるこ
とに主眼を置いている.

頭頸部癌における複合免疫療法の開発状況

表2と表3では，RM-SCCHN をプラチナ感受
性とプラチナ抵抗性に分け，それぞれのカテゴ
リーにおける複合免疫療法に関する臨床試験をま
とめた.

1. 化学療法などとの併用の根拠

従来の殺細胞性抗がん薬にも，細胞傷害作用に
加えて，様々な機序で免疫を活性化する作用を備
えていることが明らかになっている. 化学療法に
よる細胞死の誘導には，免疫応答の誘導につなが
る免疫原性細胞死の存在が知られている. すなわ
ち，化学療法によるがん細胞死により，がん細胞
からネオアンチゲンなどのがん抗原が放出される
と，DAMP(damage associated molecular pat-
tern)と呼ばれるデンジャーシグナルが，樹状細
胞を活性化させ，抗原提示能力を高めて T 細胞免
疫応答の誘導に優位に働く. 細胞死に伴ってケモ
カインやサイトカインが産生され，腫瘍内への細
胞浸潤が促進される.

パクリタキセルやシスプラチンは，腫瘍細胞の
免疫細胞に対する感受性を高めて，免疫細胞の攻
撃によるアポトーシスの誘導を促進する. 特に，
パクリタキセルは TLR4 シグナル経路を介してマ
クロファージからの炎症性サイトカイン産生を促
し，樹状細胞，ナチュラルキラー細胞(NK 細胞)，
T 細胞の活性化を誘導することで抗腫瘍効果を発
揮する[6]. その意味で，化学療法との併用も，複
合免疫療法の一つといってよいかもしれない.

ICI と化学療法の併用は，① 抗原提示細胞の活
性化，② がん細胞の抗原提示能の増強，③ 免疫抑
制性細胞の制御，④ 腫瘍反応性 T 細胞の増殖・腫
瘍内浸潤・機能増強などの多彩なメカニズムで抗
腫瘍免疫応答を活性化することが期待される.

2. ICI 同士の併用療法
1) 抗 CTLA-4 抗体＋抗 PD-1/PD-L1 抗体

免疫抑制分子である cytotoxic T-lymphocyte-
associated protein 4(CTLA-4)は，リンパ臓器に
おいてリンパ球の活性化を抑制する腫瘍浸潤制御

表 1. 免疫耐性機序と耐性克服のための治療戦略

	耐性機序	治療戦略の例
免疫抑制細胞	腫瘍関連マクロファージ(TAMs)	ICIs+Colony stimulating factor 1 receptor(CSF1R)
	制御性 T 細胞	抗 PD-1 抗体+抗 CD25 抗体 抗 PD-1 抗体+抗 CCR8 抗体
	骨髄由来抑制細胞(MDSCs)	抗 CXCR2 抗体
	幼若リンパ球・腫瘍微小環境	IL-15, anti-IL-12, anti-IL13, anti-IL-23
抗原提示の欠如	β2-ミクログロブリン	NK 細胞, 抗 NKG2A 抗体
	抗原処理関連トランスポーター(TAP)	
	パターン認識受容体(PRR)	PRR アゴニスト
遺伝的な T 細胞の排除/T 細胞に対する感受性欠如	MAPK 経路	MAPK 阻害薬
	PTEN	抗 PD-1 抗体+抗 PI3K 抗体
	WNT/β-カテニン経路	抗 PD-1 抗体+BBI608
	VEGF	抗 VEGF 抗体+ACT, 抗 VEGF 抗体+抗 CTLA-4 抗体
	TGF-β	抗 PD-L1 抗体+抗 TGF-β 抗体
	IDO	抗 CTLA-4 抗体+1-methyl-tryptophan(1MT) peptide vaccine+抗 CTLA-4 抗体 抗 IDO 阻害薬+ICIs
	IFN-γ 受容体経路	抗 PD-1 抗体+cell-based vaccine
	enhancer of zester homolog-2(EZH2)	EZH2 阻害薬+抗 CTLA-4 抗体
免疫抑制シグナル受容体による T 細胞の不活化	Lymphocyte Activation Gene-3(LAG-3)	LAG-3 Ig+peptide vaccine 抗 LAG-3 抗体+抗 PD-1 抗体
	T-cell Immunoglobulin Mucin-3(TIM-3)	抗 TIM-3 抗体+抗 PD-1 抗体
	V-domain Ig Suppressor of T-cell Activation(VISTA)	抗 VISTA 抗体+ペプチドワクチン
	T-cell Immunoreceptor with Ig and ITIM domains(TIGIT)	抗 TIGIT 抗体+抗 PD-1 抗体
	B and T Lymphocyte Attenuator-4(BTLA-4)	抗 BTLA 抗体+抗 PD-1 抗体
免疫刺激チェックポイントの欠如	ICOS	ICOS stimulators+ICIs
	OX40	OX40 stimulators+ICIs
	glucocoricoid-induced TNF receptor(GITR)	GITR stimulators+ICIs

ICIs;免疫チェックポイント阻害薬

(文献 5 より改変)

性 T 細胞(Treg)を活性化するチェックポイント分子であり,PD-1/PD-L1 とは作用機序の異なる免疫抑制機構を有する.CTLA-4 を標的としたモノクローナル抗体として,イピリムマブやトレメリムマブが挙げられる.

抗 CTLA-4 抗体は特に PD1/PDL-1 阻害薬と併用することで優れた抗腫瘍効果が認められており,悪性黒色腫や肺癌など様々な癌腫で併用療法の開発が進んでいる.SCCHN でも CTLA-4 とPD-1 もしくは PD-L1 チェックポイント分子を標的とした併用療法が相次いで開発されてきた.まず CheckMate 651 試験は,プラチナ感受性に対し

て,ニボルマブとイピリムマブとの併用療法(イピリムマブ+ニボルマブ群)を,標準治療であるEXTREME レジメン(E)と比較する第Ⅲ相試験である[7].主要評価項目の一つである全ランダム化集団の全生存期間(overall survival:OS)中央値は,イピリムマブ+ニボルマブ群で 13.9 か月と,対照群の 13.5 か月に対する優越性を示せなかった.また,CPS≧20 の OS は,イピリムマブ+ニボルマブ群で 17.6 か月 vs. E 群で 14.7 か月,HR 0.78 とイピリムマブ+ニボルマブ群で上回る傾向であったが,$P=0.0469$ と統計学的優越性は示されなかった.対照群においても ICI などの後

表 2. 複合免疫療法に関する主な臨床試験（プラチナ感受性）

併用戦略	Phase	Trial ID	試験デザイン	主要評価項目	結果・現在の状況
IDO inhibitor＋anti-PD-1	P3	KEYNOTE-669/ECHO-304	ペムブロリズマブ vs. ペムブロリズマブ＋エパカドスタット vs. EXTREME regimen	ORR	早期中止
IDO inhibitor＋anti-PD-1	P3	NCT03386838	ニボルマブ＋BMS-986205 vs. EXTREME regimen	OS, PFS, ORR	早期中止
Anti-PD-L1 monotherapy Anti-PD-L1＋anti-CTLA-4	P3	NCT02551159, KESTREL	デュルバルマブ vs. デュルバルマブ＋トレメリムマブ vs. EXTREME regimen	OS	negative
Anti-PD-1＋anti-CTLA-4	P3	NCT02741570, CheckMate 651	ニボルマブ＋イピリムマブ vs. EXTREME regimen	OS	negative
Anti-PD-1＋TKIs	P3	NCT04199104, LEAP-10	ペムブロリズマブ＋プラセボ vs. ペムブロリズマブ＋レンバチニブ	OS, PFS, ORR	進行中
Anti-PD-1＋ICOS agonists	P3	NCT04128696, INDUCE-3	ペムブロリズマブ＋プラセボ vs. ペムブロリズマブ＋GSK3359609	OS, PFS	早期中止
Anti-PD-1＋IL-2 agonists	P2/3	NCT04969861, PROPEL-36	ペムブロリズマブ vs. ペムブロリズマブ＋BEMPEG	OS, ORR	早期中止

ORR：全奏効割合，OS：全生存期間，PFS：無増悪生存期間

表 3. 複合免疫療法に関する主な臨床試験（プラチナ抵抗性）

併用戦略	Phase	Trial ID	試験デザイン	主要評価項目	結果・現在の状況
Anti-PD-L1 monotherapy Anti-CTLA-4 monotherapy Anti-PD-L1＋anti-CTLA-4	P2	NCT02319044, CONDOR	デュルバルマブ vs. トレメリムマブ vs. デュルバルマブ＋トレメリムマブ	ORR	published
Anti-PD-L1 monotherapy Anti-PD-L1＋anti-CTLA-4	P3	NCT02369874, EAGLE	デュルバルマブ vs. デュルバルマブ＋トレメリムマブ vs. investigator's choice	OS	negative
Anti-NKG2A＋抗 EGFR 抗体	P1, P2	NCT02643550	モナリズマブ＋セツキシマブ	DLT, ORR	終了
Anti-NKG2A＋抗 EGFR 抗体	P3	NCT04590963	モナリズマブ＋セツキシマブ vs. プラセボ＋セツキシマブ	OS	無効中止

ORR：全奏効割合，OS：全生存期間，DLT：dose limiting toxicities

治療がしっかり入ることで EXTREME レジメンの予後が改善していることが背景の一つと解釈される．また，デュルバルマブ単独，またはトレメリムマブとデュルバルマブとの併用を試験治療とし，EXTREME レジメンと比較する KESTREL 試験の登録が終了している．

プラチナ不応例を対象とした EAGLE 試験では，デュルバルマブ単独，またはトレメリムマブとデュルバルマブとの併用は，いずれも標準的化学療法群（SOC 群）に対する OS の優越性を示せなかった[8]．SOC 群には，CheckMate 141 や KEY-NOTE-040 で設定されたメトトレキサートやセツキシマブ，ドセタキセルの他に，パクリタキセル，5-フルオロウラシル，S-1，カペシタビンなど，プラチナ不応例に対する各国の実臨床を反映した治療が含まれた．また，SOC 群で後次治療として ICI が高い割合で入ったことにより予後が改善したことも，試験結果が negative に出た原因の一つと考えられている．

以上，SCCHN では抗 PD-1（PD-L1）抗体と抗 CTLA-4 抗体との併用療法は，いずれも positive な結果が得られていない．

2）ICOS アゴニスト＋抗 PD-1 抗体

これまでの ICI の開発は PD-1/PD-L1 や CTLA-4 などの免疫抑制分子に対するアンタゴニストが中心であったが，近年，免疫アクセレレーターを標的とする治療開発も行われている．Inducible T-cell co-stimulator（ICOS）は T 細胞上に発現する免疫刺激分子であり，T 細胞受容体と CD28 シグナルによって刺激される[9]．また，ICOS と ICOS のリガンドである B7RP1 が結合することで抗腫瘍免疫を活性化する．抗 PD-1 抗体に対する耐性を克服するうえで，抗 PD-1 抗体と ICOS アゴニストとの併用療法が期待され，プラチナ感受性 SCCHN を対象に二つの第Ⅲ相試験が開始された．すなわち，CPS 陽性例を対象とした，ペムブロリズマブ単独療法に対する，ペムブロリズマブと GSK3359609（ICOS アゴニスト）併用療法の優越性を比較するプラセボ対照二重盲検第Ⅲ相試験（INDUCE-3 試験）[10]および CPS 陰性例を含めた対象に，プラチナ化学療法とペムブロリズマブ併用療法に対する GSK3359609 の上乗せを検証する試験（INDUCE-4）である．しかし，残念ながらいずれの試験も中間解析で無効中止となった．

3）抗 NKG2A 阻害薬＋抗 EGFR 抗体

NKG2A は腫瘍浸潤細胞傷害性 T 細胞および NK 細胞に発現する免疫抑制機能に関与するチェックポイント受容体であり，モナリズマブはファーストインクラスの抗 NKG2A 抗体である[11]．ICI 治療歴のある RM-SCCHN を対象として，モナリズマブと抗 EGFR 抗体であるセツキシマブの併用療法が第Ⅱ相試験で検討された[11][12]．この試験では，モナリズマブによる NKG2A 受容体阻害を介して T 細胞と NK 細胞を活性化させるとともに，セツキシマブによる腫瘍内 EGFR シグナル経路の抑制と NK 細胞による抗体依存性細胞傷害作用（antibody-dependent cellular cytotoxicity：ADCC）の亢進を狙っている．一般的にセツキシマブ単独療法の奏効割合は約 10％程度にすぎないが，本試験では客観的奏効割合は 31％と有望であった．引き続いて，抗 PD-1/PD-L1 抗体による治療歴のあるプラチナ抵抗性 RM-SCCHN を対象に，モナリズマブまたはプラセボをセツキシマブと併用する第Ⅲ相 INTERLINK-1 試験が行われたが，中間解析にて有効性を示せず無効中止となった．

3．チロシンキナーゼ阻害薬と抗 PD-1 抗体との併用療法

近年のがん免疫療法の開発は，ICI とチロシンキナーゼ阻害薬の併用療法にまで拡大している．たとえば VEGF は，血管新生のみならず，幅広く免疫抑制性の環境の形成にかかわることが知られている．VEGF は，Treg の分化や増殖を促進し，樹状細胞の成熟を抑制する．腫瘍関連マクロファージや myeloid derived suppressor cells（MDSC）の増殖を促進するのみならず，IDO（indoleamine 2,3-dioxygenase）や ROS（reactive oxygen species）などの免疫抑制物質の産生を増強させる．また，殺細胞性 T 細胞の腫瘍内への浸潤やそのエフェクター機能を抑制することが知られている．したがって，血管新生阻害薬である抗 VEGF 治療薬には，これらの免疫抑制活性を制御することで，抗腫瘍免疫応答を促進する作用が期待される．

レンバチニブは VEGFR1-3，FGFR1-4，PDGFRα，RET と KIT などのシグナル経路を標的とした経口のマルチキナーゼ阻害薬であり[13][14]，現在，甲状腺癌・腎細胞癌・肝細胞癌で承認されている．前臨床試験においてレンバチニブは腫瘍微小環境における腫瘍関連マクロファージを減少させ，in-vivo モデルで抗 PD-1 抗体の抗腫瘍活性を促進させたと報告されている[15]．事実，レンバチニブとペムブロリズマブ併用療法は様々な固形癌に対して有望な結果を示し，本邦でも子宮体癌や腎癌ではペムブロリズマブとレンバチニブの併用が承認されている[16][17]．固形腫瘍患者を対象としたレンバチニブとペムブロリズマブ併用療法の第Ⅰb/Ⅱ相試験では，SCCHN において奏効割合は 36％（8/22；95% CI, 17.2% to

59.3%)であった[18]．現在，PD-L1 陽性のプラチナ感受性 RM-SCCHN を対象に，ペムブロリズマブ単独療法に対する，ペムブロリズマブとレンバチニブ併用療法の優越性を比較するプラセボ対照二重盲検第Ⅲ相試験（LEAP-010 試験）の結果が待たれる[19]．

また，カボザンチニブは細胞増殖や血管新生に関与している MET/VEGFR/AXL/KIT/RET/FLT3 などを幅広く阻害するマルチキナーゼ阻害薬であり，ICI との併用療法が開発されている．RM-SCCHN に対するペムブロリズマブとカボザンチニブの併用を検討する第Ⅱ相試験では奏効割合 54％と有望な結果であった[20]．

4．トリプトファン代謝酵素 IDO 阻害薬と抗 PD-1 抗体との併用療法

IDO1 は，免疫細胞に発現するトリプトファンをキヌレニンに代謝する律速酵素であり，腫瘍細胞の免疫逃避機構において重要な役割を担っている．頭頸部癌を含む固形腫瘍を対象とした第Ⅰ/Ⅱ相試験ではペムブロリズマブと IDO1 阻害薬であるエパカドスタットとの併用療法が期待され[21]，悪性黒色腫では第Ⅲ相試験に進んだが，ペムブロリズマブ単独と比較して，ペムブロリズマブとエパカドスタットとの併用で，主要評価項目である PFS（無増悪生存期間）を有意に延長できなかった[22]．この試験の失敗は頭頸部癌における IDO1 阻害薬の開発にも波及し，プラチナ感受性に対するペムブロリズマブとエパカドスタットの併用（KEYNOTE-669/ECHO-304）や，ニボルマブと BMS-986205 の併用（NCT03386838）を検証する第Ⅲ相試験が相次いで中止となった．

5．IL-2 アゴニストと抗 PD-1 抗体との併用療法

IL-2 は腫瘍微小環境における CD8 陽性 T 細胞・NK 細胞など様々な免疫担当細胞の増殖・浸潤，制御性 T 細胞の抑制に関与しているサイトカインである．IL-2 アゴニストは元来悪性黒色腫で承認されていたが，半減期が短く，高用量を投与することで毒性が問題であった．ベンペガルデスロイキン（BEMPEG）は，IL-2 にポリエチレン・グリコールを結合させることで血中濃度を安定化させ，薬物活性を維持できるように設計された，CD122 優先 IL-2 経路アゴニストである．血中で PEG が遊離し活性化 IL-2 が標的細胞に作用することで，腫瘍微小環境において CD8$^+$T 細胞および NK 細胞が活性化・増殖し，リンパ球や腫瘍細胞における PD-1/PD-L1 発現を促進し，抗腫瘍効果が期待される．

未治療悪性黒色腫を対象とした国際共同 PIVOT-02 試験の第Ⅱ相コホートでは，BEMPEG とニボルマブの併用療法により，全奏効割合 52.6％，完全奏効割合 34.2％，ベースラインからの腫瘍サイズの減少中央値 78.5％，PFS 中央値 30.9 か月と，深く持続的な奏効をもたらすことが明らかになった[23]．安全性にも大きな懸念はなく，有望な併用療法として期待された．また，バイオマーカー解析では，奏効例では NK 細胞や T 細胞の多機能応答もみられた．引き続き悪性黒色腫では，ニボルマブに BEMPEG を併用することの上乗せ効果を検証する第Ⅲ相試験が開始されたが，中間解析で PFS と ORR（全奏効割合）がメットせず，試験中止となった．プラチナ感受性 SCCHN でもペムブロリズマブ vs. ペムブロリズマブ＋BEMPEG の第Ⅲ相試験が計画されていたが，これらの結果を受けて，IDO1 阻害薬の二の足を踏むことになった．

6．CCR8 を介した制御性 T 細胞を標的とする併用療法

ケモカイン受容体 8（CCR8）は Treg に多く発現しているケモカイン受容体である．したがって，CCR8 を標的とする抗体が CCR8 に結合し，ADCC 活性が高まることで，免疫抑制作用をもつ Treg を選択的に枯渇させ，抗腫瘍効果を発揮すると考えられる．基礎実験では，抗 PD-1 抗体耐性モデルにおいて，抗 CCR8 抗体と抗 PD-1 抗体の併用により相乗的な抗腫瘍効果が示されている．また，抗 CCR8 抗体単独もしくは両者の併用により，腫瘍環境において制御性 T 細胞が抑制さ

れ，逆に CD8 陽性 T 細胞の誘導がみられた[24]．よって，抗 CCR8 抗体との併用療法は，抗 PD-1 抗体療法の耐性を克服する戦略として有望視される．現在，非小細胞肺癌や SCCHN を含む固形癌を対象とした，ABBV-514（抗 CCR8 抗体）単独投与およびペムブロリズマブまたは budigalimab（抗 PD-1 抗体）併用投与の国際共同第 I 相試験（NCT05005403）が進行中である．

頭頸部癌における複合免疫療法への展望と課題

　RM-SCCHN の薬物療法に ICI が台頭したことによって，個々の病態に応じて，殺細胞性抗がん薬，抗 EGFR 抗体，ICI などを組み合わせ，あるいは一次治療，二次治療とシークエンスを考慮した治療戦略が立てられるようになった．まさに個別化治療への幕開けである．しかし，喫煙や飲酒が主因となって引き起こされる SCCHN は生物学的にヘテロジェネイティに富む dirty tumor といわれる中で，ICI 単独療法に反応する患者群は一部に限られており，腫瘍に対する免疫応答には大きな個体差があると考えられる．よって，免疫療法の有効性に関するバイオマーカーの同定が望まれるとともに，個々の免疫耐性機序に応じた治療戦略が必要である．近年は新たな ICI や新規作用機序の免疫療法を単独で用いるというよりは，免疫耐性機序を見据えた併用療法が主流である．しかし，前臨床段階や第 II 相試験で得られた結果や他癌腫で有望とされた治療戦略は，必ずしも頭頸部癌の第 III 相試験で再現できないなど苦戦が続いている．これまでの頭頸部癌における第 III 相試験の反省を踏まえ，HPV 感染状態や ICI 治療歴などに基づいた試験対象の見直しなど，試験デザインの設定が試験成功への鍵の一つである．さらに，再発転移を中心とした複合免疫療法の開発が，術後や放射線治療後のアジュバント療法や，局所進行例を対象とした根治的治療での治療開発へと発展していく可能性も考えられる．

参考文献

1) Ferris RL, Blumenschein G Jr, Fayette J, et al：Nivolumab for Recurrent Squamous-Cell Carcinoma of the Head and Neck. N Engl J Med, **375**(19)：1856-1867, 2016.

2) Burtness B, Harrington KJ, Greil R, et al：KEYNOTE-048 Investigators. Pembrolizumab alone or with chemotherapy versus cetuximab with chemotherapy for recurrent or metastatic squamous cell carcinoma of the head and neck(KEYNOTE-048)：a randomised, open-label, phase 3 study. Lancet, **394**(10212)：1915-1928, 2019. doi：10.1016/S0140-6736(19)32591-7. Epub 2019 Nov 1. Erratum in：Lancet. 2020 Jan 25；395(10220)：272. Erratum in：Lancet. 2020 Feb 22；395(10224)：564. Erratum in：Lancet. 2021 Jun 12；397(10291)：2252. PMID：31679945.

3) Mellman I, Coukos G, Dranoff G：Cancer immunotherapy comes of age. Nature, **480**(7378)：480-489, 2011. doi：10.1038/nature10673. PMID：22193102；PMCID：PMC3967235.

4) Kim JM, Chen DS：Immune escape to PD-L1/PD-1 blockade：seven steps to success(or failure). Ann Oncol, **27**(8)：1492-1504, 2016. doi：10.1093/annonc/mdw217. Epub 2016 May 20. PMID：27207108.

5) Haibe Y, El Husseini Z, El Sayed R, Shamseddine A：Resisting Resistance to Immune Checkpoint Therapy：A Systematic Review. Int J Mol Sci, **21**(17)：6176, 2020. doi：10.3390/ijms21176176. PMID：32867025；PMCID：PMC7504220.
　Summary 免疫チェックポイント阻害薬に対する耐性機序とそれを克服するための開発中の新規治療戦略についてレビューしている．

6) Wanderley CW, Colón DF, Luiz JPM, et al：Paclitaxel Reduces Tumor Growth by Reprogramming Tumor-Associated Macrophages to an M1 Profile in a TLR4-Dependent Manner. Cancer Res, **78**(20)：5891-5900, 2018. doi：10.1158/0008-5472.CAN-17-3480. Epub 2018 Aug 13. PMID：30104241.

7) Argiris A, Harrington K, Tahara M, et al：LBA36 Nivolumab(N)＋ipilimumab(I)vs EXTREME as first-line(1L)treatment(tx)for recurrent/metastatic squamous cell carcinoma of the head

and neck (R/M SCCHN) : Final results of CheckMate 651. Ann Oncol, **32**(5) : S1310-S1311, 2021. https://doi.org/10.1016/j.annonc.2021.08.2113

8) Ferris RL, Haddad R, Even C, et al : Durvalumab with or without tremelimumab in patients with recurrent or metastatic head and neck squamous cell carcinoma : EAGLE, a randomized, open-label phase Ⅲ study. Ann Oncol, **31**(7) : 942-950, 2020. doi : 10.1016/j.annonc.2020.04.001. Epub 2020 Apr 12. PMID : 32294530.

9) Amatore F, Gorvel L, Olive D : Inducible co-stimulator (ICOS) as a potential therapeutic target for anti-cancer therapy. Expert Opin Ther Tar, **22** : 343-351, 2018.

10) Hansen AR, Stanton TS, Hong MH, et al : INDUCE-3 : A randomized, double-blind study of GSK3359609 (GSK609), an inducible T-cell co-stimulatory (ICOS) agonist antibody, plus pembrolizumab (PE) versus placebo (PL) plus PE for first-line treatment of PD-L1-positive recurrent/metastatic head and neck squamous cell carcinoma (R/M HNSCC). J Clin Oncol, **38**(suppl ; abstr TPS6591), 2020.

11) André P, Denis C, Soulas C, et al : Anti-NKG2A mAb is a checkpoint inhibitor that promotes anti-tumor immunity by unleashing both T and NK cells. Cell, **175**(7) : 1731-1743.e13, 2018.

12) Cohen RB, Bauman J, Salas S, et al : Combination of monalizumab and cetuximab in recurrent or metastatic head and neck cancer patients previously treated with platinum-based chemotherapy and PD-(L)1 inhibitors. J Clin Oncol, **38**(suppl ; abstr 6516), 2020.

13) Matsui J, Yamamoto Y, Funahashi Y, et al : E7080, a novel inhibitor that targets multiple kinases, has potent antitumor activities against stem cell factor producing human small cell lung cancer H146, based on angiogenesis inhibition. Int J Cancer, **122** : 664-671, 2008.

14) Matsui J, Funahashi Y, Uenaka T, et al : Multikinase inhibitor E7080 suppresses lymph node and lung metastases of human mammary breast tumor MDA-MB-231 via inhibition of vascular endothelial growth factor-receptor (VEGF-R) 2 and VEGF-R3 kinase. Clin Cancer Res, **14** : 5459-5465, 2008.

15) Kato Y, Tabata K, Kimura T, et al : Lenvatinib plus anti-PD-1 antibody combination treatment activates CD8＋T cells through reduction of tumor-associated macrophage and activation of the interferon pathway. PLoS One, **14**(2) : e0212513, 2019. doi : 10.1371/journal.pone.0212513. PMID : 30811474 ; PMCID : PMC6392299.

Summary in-vivo モデルにおいてレンバチニブは腫瘍微小環境における腫瘍関連マクロファージを減少させ，抗PD-1抗体の抗腫瘍活性を促進させたと報告している.

16) Motzer R, Alekseev B, Rha SY, et al : CLEAR Trial Investigators. Lenvatinib plus Pembrolizumab or Everolimus for Advanced Renal Cell Carcinoma. N Engl J Med, **384**(14) : 1289-1300, 2021. doi : 10.1056/NEJMoa2035716. Epub 2021 Feb 13. PMID : 33616314.

17) Makker V, Rasco D, Vogelzang NJ, et al : Lenvatinib plus pembrolizumab in patients with advanced endometrial cancer : an interim analysis of a multicentre, open-label, single-arm, phase 2 trial. Lancet Oncol, **20**(5) : 711-718, 2019. doi : 10.1016/S1470-20451930020-8. Epub 2019 Mar 25. PMID : 30922731.

18) Taylor MH, Lee CH, Makker V, et al : Phase ⅠB/Ⅱ trial of lenvatinib plus pembrolizumab in patients with advanced renal cell carcinoma, endometrial cancer, and other selected advanced solid tumors. J Clin Oncol, **38**(11) : 1154-1163, 2020.

19) Siu LL, Burtness B, Cohen EEW, et al : Phase Ⅲ LEAP-010 study : first-line pembrolizumab with or without lenvatinib in recurrent/metastatic (R/M) head and neck squamous cell carcinoma (HNSCC). J Clin Oncol, **38**(suppl ; abstr TPS6589), 2020.

20) Saba NF, Ekpenyong A, McCook-Veal AA, et al : A phase Ⅱ trial of pembrolizumab and cabozantinib in patients (pts) with recurrent metastatic head and neck squamous cell carcinoma (RMHNSCC). J Clin Oncol, **40**(16) suppl : 6008, 2022.

21) Mitchell TC, Hamid O, Smith DC, et al : Epacadostat Plus Pembrolizumab in Patients With Advanced Solid Tumors : Phase Ⅰ Results From a Multicenter, Open-Label Phase Ⅰ/

Ⅱ Trial(ECHO-202/KEYNOTE-037). J Clin Oncol, **36**(32)：3223-3230, 2018. doi：10.1200/JCO.2018.78.9602. Epub 2018 Sep 28. PMID：30265610；PMCID：PMC6225502.

22）Muller AJ, Manfredi MG, Zakharia Y, et al：Inhibiting IDO pathways to treat cancer：lessons from the ECHO-301 trial and beyond. Semin Immunopathol, **14**(1)：41-48, 2019. Epub 2018 Sep 10.

23）Diab A, Tykodi SS, Daniels GA, et al：Bempegaldesleukin Plus Nivolumab in First-Line Metastatic Melanoma. J Clin Oncol, **39**(26)：2914-2925, 2021. doi：10.1200/JCO.21.00675.

Epub 2021 Jul 13. PMID：34255535；PMCID：PMC8425826.

24）Campbell JR, McDonald BR, Mesko PB, et al：Fc-Optimized Anti-CCR8 Antibody Depletes Regulatory T Cells in Human Tumor Models. Cancer Res, **81**(11)：2983-2994, 2021. doi：10.1158/0008-5472.CAN-20-3585. Epub 2021 Mar 23. PMID：33757978.

Summary 抗PD-1抗体耐性モデルにおいて，抗CCR8抗体と抗PD-1抗体の併用により，制御性T細胞の抑制，CD8陽性T細胞誘導および相乗的な抗腫瘍効果が示された．

MB ENT, 285：62-68, 2023

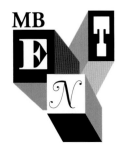

◆特集・頭頸部癌治療の新しい道─免疫・薬物療法─

免疫・薬物療法のコンパニオン診断薬

竹下直宏[*1]　岡野　晋[*2]

Abstract　コンパニオン診断薬とは分子標的薬の効果を判定するための体外診断薬である．近年のゲノムデータの蓄積により遺伝情報を利用した個別化医療が進んでおり，様々ながん種においてバイオマーカーに基づいた治療開発が加速している．唾液腺がんにおける HER2 高発現，甲状腺がんにおける *RET* 遺伝子変異や *RET* 融合遺伝子，全固形がんにおける *NTRK* 融合遺伝子，MSI，TMB など，頭頸部がん領域で治療標的となるバイオマーカーに対するコンパニオン診断薬が適応となっている．臨床試験では有効性が示されているが未だ保険適用となっていない分子標的薬もあり，今後さらなるコンパニオン診断薬の適応拡大が期待される．

Key words　コンパニオン診断薬(companion diagnostics)，分子標的薬(molecular target drug)，がんゲノム医療(cancer genomic medicine)，頭頸部がん(head and neck cancer)，甲状腺がん(thyroid cancer)

はじめに

　近年がん領域では治療標的となるバイオマーカーが数多く同定され，それらに対する分子標的薬の開発が進んでいる．本邦では，2013 年に分子標的薬の効果判定に特化した体外診断薬「コンパニオン診断薬」が定義され，現在まで数多くのコンパニオン診断薬が薬事承認されている．コンパニオン診断薬は主に分子標的薬の投薬可否の判断に用いられるが，単一遺伝子検査だけでなく，コンパニオン診断機能をもつがんゲノムプロファイリング(CGP)検査やマルチプレックスコンパニオン診断薬の登場により，検査のタイミングや使い分けが複雑化している．各々の検査の利点や課題をよく理解したうえで適切な治療選択をすることが重要である．

コンパニオン診断薬とは

　コンパニオン診断とは，分子標的薬など特定の医薬品の有効性や安全性を高めるために，その使用対象患者に該当するかどうかをあらかじめ確定する臨床検査である．2013 年 7 月に通知された「コンパニオン診断薬等及び関連する医薬品の承認申請に係る留意事項について」[1]において，コンパニオン診断薬は①特定の医薬品の効果がより期待される患者を選択する，②特定の医薬品による特定の副作用が発現するおそれのある患者を選択する，③特定の医薬品の用法・用量の最適化又は投与中止の判断を適切に実施するために必要な体外診断用医薬品又は医療機器とされている．現在ほとんどのコンパニオン診断薬は①の医薬品の効果が期待される患者選択のために用いられている．薬剤適応判定の補助として使用されるため，分子標的薬と対応するコンパニオン診断薬が1対1の対応で承認されてきた．しかし，1つのコンパニオン診断薬につき1つの分子や遺伝子異常しか検索できない場合，複数の分子や遺伝子異常の評価には複数回の検査を行うことになる．特

[*1] Takeshita Naohiro, 〒 277-8577　千葉県柏市柏の葉 6-5-1　国立がん研究センター東病院頭頸部内科
[*2] Okano Susumu, 同，医長

に，遺伝子検査の複数回実施は，費用や検体不足の問題が生じる．次世代シークエンサー（next generation sequencer：NGS）を用いた遺伝子検査では，同時に複数の遺伝子検査を行うことが可能であり，本邦では2019年6月にNGSを用いたコンパニオン診断システムが保険収載された．これにより，臓器横断的に複数のバイオマーカーに対応したコンパニオン診断が可能となった．現時点（2022年9月時点）でコンパニオン診断薬やコンパニオン診断システムを必要とする分子標的薬は38品，承認されている体外診断用医薬品または医療機器は41品ある．

1．単一バイオマーカー検査

遺伝子異常やタンパク発現量変化を判定する方法として，①PCR（polymerase chain reaction：変異や増幅などを有する遺伝子をPCRで特異的に増幅し検出する）法，②ISH（in-situ hybridization：標的遺伝子に特異的にハイブリダイズする核酸プローブを用いて，がん細胞内での標的遺伝子の増幅・欠失・融合などを直接的に検出する）法，③IHC（immunohistochemistry：がん組織中の標的タンパク質を抗原抗体反応により検出する）法などがある．特に，肺がん領域ではドライバー変異に対する治療開発が進んでおり，前述の2013年7月付通知に基づき，最初のコンパニオン診断薬としてISH法を用いた「Vysis® ALK Break Apart FISHプローブキット」がALK融合遺伝子に対して承認された．その後，EGFR遺伝子変異に対する「コバス® EGFR変異検出キットv2.0」やROS1融合遺伝子に対する「OncoGuide® Amoy Dx® ROS1融合遺伝子検出キット」など，PCR法やISH法，IHC法を用いたコンパニオン診断薬が次々に承認された．しかし，これらの単一遺伝子検査は検査検体の消費，検査時間の長時間化，検査費用の高額化が懸念されてきた．そのような中で，後述するNGS技術を用いたマルチプレックスコンパニオン診断薬の承認により，コンパニオン診断薬のマルチプレックス化が始まる大きな節目となった．

2．マルチプレックスコンパニオン診断薬

各がん種においてドライバー遺伝子異常が多く同定されているため，限られた臨床検体を用いて効率よく複数のバイオマーカーを探索することが求められる．NGS技術を用いて複数のバイオマーカーを一度に検索し，それぞれに対応する既承認分子標的薬の投与可否判断が可能であるマルチプレックスコンパニオン診断薬として，「オンコマインTM Dx Target Testマルチ CDxシステム（以下，オンコマインCDx）」が2019年6月に保険収載された．対象の疾患は，元々非小細胞肺がんに限定されており，BRAF遺伝子変異・EGFR遺伝子変異・ALK融合遺伝子・ROS1融合遺伝子・RET融合遺伝子の有無を検索し，それぞれに対応する分子標的薬投薬の可否を判断することができる．2022年5月にRET融合遺伝子陽性の甲状腺がん，RET遺伝子変異陽性の甲状腺髄様がんに対して保険適用を受け使用可能となっている．検査結果が出るまでの期間は1～2週間程度であり，2か月程度かかるCGP検査に比べて早期に診断を確定でき，かつ実施施設の制限はないため，標準治療開始前にバイオマーカーの探索が可能である．

3．がんゲノムプロファイリング（comprehensive genomic profiling：CGP）検査

CGP検査は，包括的なゲノムプロファイルとして100以上のがん関連遺伝子の変異などを検出できるシーケンサーシステムを用いて探索する．本邦で薬事承認されているCGP検査として「Onco GuideTM NCCオンコパネルシステム（以下，NCCオンコパネル）」，「FoundationOne® CDx がんゲノムプロファイル（以下，F1CDx）」，「FoundationOne® Liquid CDx がんゲノムプロファイル（以下，F1Liquid）」，「Guardant360® CDx がん遺伝子パネル（以下，Guardant360）」がある．NCCオンコパネルとF1CDxは主に必要な検体が腫瘍の組織検体であり，NCCオンコパネルでは非腫瘍組織の解析も行うため血液検体も同時に提出する．一方，F1LiquidやGuardant360はリキッドバ

表 1. NGS 検査でコンパニオン診断の対象となる遺伝子，がん種および薬剤

がん種	遺伝子異常	遺伝子パネル検査			
		オンコマイン CDx	F1CDx	F1Liquid	Guardant360
固形がん	MSI	―	ペムブロリズマブ		ペムブロリズマブ
	TMB	―	ペムブロリズマブ		
	NTRK1/2/3 融合遺伝子	―	エヌトレクチニブ ラロトレクチニブ	エヌトレクチニブ	―
甲状腺がん	*RET* 変異，融合遺伝子	セルペルカチニブ			
非小細胞肺がん	EGFR 変異 （エクソン 19 欠損 エクソン 21 L858R 変異）	アファチニブ エルロチニブ ゲフィチニブ オシメルチニブ ダコミチニブ	アファチニブ エルロチニブ ゲフィチニブ オシメルチニブ ダコミチニブ	アファチニブ エルロチニブ ゲフィチニブ オシメルチニブ	―
	ALK 融合遺伝子	アレクチニブ クリゾチニブ ブリグチニブ ロルラチニブ	アレクチニブ クリゾチニブ セリチニブ ブリグチニブ	アレクチニブ クリゾチニブ セリチニブ	
	ROS1 融合遺伝子	クリゾチニブ エヌトレクチニブ	エヌトレクチニブ	エヌトレクチニブ	―
	MET 変異 （エクソン 14 skipping 変異）	―	カプマチニブ		
	BRAF V600E 変異	ダブラフェニブ トラメチニブ	―	―	―
	RET 融合遺伝子	セルペルカチニブ			
	KRAS G12C	―	―	―	ソトラシブ
悪性黒色腫	*BRAF* V600E 変異		ダブラフェニブ トラメチニブ ベムラフェニブ エンコラフェニブ ビニメチニブ		
乳がん	ERBB2 コピー数異常	―	トラスツズマブ	―	―
結腸・直腸がん	KRAS/NRAS 野生型		セツキシマブ パニツムマブ		
	MSI	―	ニボルマブ	―	ニボルマブ
卵巣がん	*BRCA1/2* 遺伝子変異	―	オラパリブ		
前立腺がん	*BRCA1/2* 遺伝子変異	―	オラパリブ	オラパリブ	―
胆道がん	*FGFR2* 融合遺伝子	―	ペミガチニブ		

イオプシー検査で行われ，がん組織から血液に漏出する循環腫瘍 DNA（circulating tumor DNA：ctDNA）を含む遊離 DNA（cell free DNA：cf DNA）をもとに解析を行う．このうち，単独でコンパニオン診断機能を有する CGP 検査は F1CDx，F1Liquid，Guardant360 であり，適応となる遺伝子異常と関連する医薬品は複数承認されている（表 1）．

全固形がんに対しては，マイクロサテライト不安定性（microsatellite instability：MSI），腫瘍遺伝子変異量（tumor mutation burden：TMB），*NTRK* 融合遺伝子がこれらの CGP 検査によるコンパニオン診断薬として適応となっており，頭頸部がんや甲状腺がんにも関連する．問題点として，① 現時点で CGP 検査は保険要件として「標準治療がない，もしくは終了した（見込みも含む）進行再発固形がん患者」のみが対象，② コンパニオン診断薬としての保険点数は低い，③ 検査可能施設が限られることが挙げられる．コンパニオン

表 2. 頭頸部がんで適応となるコンパニオン診断薬

バイオマーカー	コンパニオン診断薬	検査法	薬剤	対象
HER2	ベンタナ ultraView パスウェー HER2（4B5）	IHC	トラスツズマブ	唾液腺がん
	ベンタナ DISH HER2 キット	ISH		
NTRK1/2/3 融合遺伝子	FoundationOne® CDx がんゲノムプロファイル	NGS	エヌトレクチニブ ラロトレクチニブ	固形がん
	FoundationOne® Liquid CDx がんゲノムプロファイル	NGS	エヌトレクチニブ	
*RET*遺伝子変異 *RET*融合遺伝子	オンコマイン TM Dx Target Test マルチ CDx システム	NGS	セルペルカチニブ	甲状腺がん
MSI	MSI 検査キット（FALCO）	PCR	ペムブロリズマブ	固形がん
	ベンタナ OptiView MLH1	IHC		
	ベンタナ OptiView MSH2	IHC		
	ベンタナ OptiView MSH6	IHC		
	ベンタナ OptiView PMS2	IHC		
	FoundationOne® CDx がんゲノムプロファイル	NGS		
	Guardant360® CDx がん遺伝子パネル	NGS		
TMB	FoundationOne® CDx がんゲノムプロファイル	NGS	ペムブロリズマブ	固形がん

診断を実施する目的は標準治療よりも効果が期待できるバイオマーカーの検索であるため，初回薬物療法前が理想である．しかし，たとえばF1CDxを標準治療終了（見込み）前にコンパニオン診断薬として実施した場合，算定できる保険点数はCGP検査としての点数である56,000点（検査実施料44,000点＋パネル検査判断および説明料12,000点）ではなく，コンパニオン診断薬として算定される点数の5,000～14,000点（遺伝子毎に異なる）のみである．その後，標準治療が終了した時点でエキスパートパネルを実施することでパネル検査判断および説明料を含めた全点数が算定される．また，検査可能施設はがんゲノム医療中核拠点病院・拠点病院・連携病院に限られている．このような問題点から，CGP 検査をコンパニオン診断薬として使用する場合，適切なタイミングでの検査や治療薬の提供が難しいことが課題となっている．

頭頸部がんでコンパニオン診断薬が適応となる バイオマーカー

頭頸部がん領域においても代表的な遺伝子異常や発現量検出の開発が進んでおり，またそれらをバイオマーカーとした治療開発が加速している．ここでは，頭頸部がん，全固形がんで承認されているコンパニオン診断薬と対応するバイオマー

カーや分子標的薬について概説する（表 2）．

1．HER2（human epidermal growth factor 2）

HER2 はチロシンキナーゼ受容体の一つであり，*ERBB2* 遺伝子にコードされる．乳がんや胃がんなど様々ながん種で遺伝子増幅やタンパク過剰発現が認められている．唾液腺がんでも HER2 高発現例に対する治療開発が進められ，HER2 過剰発現の再発・転移唾液腺がんに対するトラスツズマブとドセタキセルの併用療法による国内第Ⅱ相試験（HUON-003-01 試験）[2]が行われ 70.2%（40/57）の高い奏効率が報告された．この結果に基づき，HER2 陽性の根治切除不能な進行・再発の唾液腺がんに対して 2021 年 11 月にハーセプチン® が薬事承認された．本試験において使用されていた「ベンタナ ultraView パスウェー HER2（4B5）」，および「ベンタナ DISH HER2 キット」が唾液腺がん患者におけるコンパニオン診断薬として同時に承認された．「ベンタナ ultraView パスウェー HER2（4B5）」は IHC 法により，組織切片における HER2 タンパクの細胞膜の染色パターンと強度を確認し，膜染色の程度と染色が認められた腫瘍細胞の割合に応じて IHC 0，1+，2+，3+ とスコアリングされる．「ベンタナ DISH HER2 キット」は，Silver in situ Hybridization 法（SISH 法）をベースとした Dual Color in situ Hybridiza-

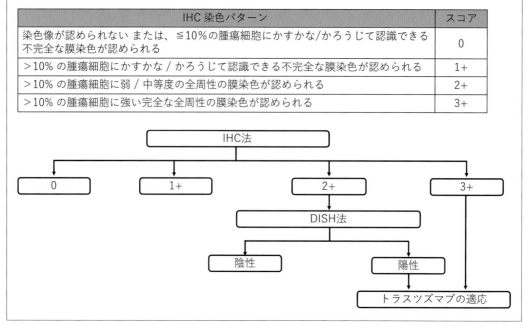

IHC 染色パターン	スコア
染色像が認められない または、≦10% の腫瘍細胞にかすかな/かろうじて認識できる不完全な膜染色が認められる	0
>10% の腫瘍細胞にかすかな / かろうじて認識できる不完全な膜染色が認められる	1+
>10% の腫瘍細胞に弱 / 中等度の全周性の膜染色が認められる	2+
>10% の腫瘍細胞に強い完全な全周性の膜染色が認められる	3+

図 1. HER2 IHC スコアリングアルゴリズムと HER2 検査フローチャート

tion 法（DISH 法）により，組織または細胞中の *ERBB2* 遺伝子および *ERBB2* 遺伝子が局在する 17 番染色体のセントロメアを検出する．HUON-003-01 試験において，IHC 法で 3＋もしくは，IHC 法 2＋かつ DISH 法で *ERBB2* 遺伝子増幅が検出された患者が選択基準となっており，実臨床においても同基準での適応が望ましい（図 1）．

2．*NTRK* 融合遺伝子

NTRK 遺伝子は *NTRK1/2/3* 遺伝子が知られており，それぞれ受容体型チロシンキナーゼである TRK（tropomyosin receptor kinase）A，TRKB，TRKC をコードする．TRK にリガンドが結合すると，細胞内チロシン残基の自己リン酸化と下流経路の活性化が起こり，細胞の分化や増殖などにつながる．*ETV6-NTRK3* に代表されるように，*NTRK* 遺伝子が染色体上で遺伝子融合を起こした場合，TRK 融合タンパクにより恒常的にチロシンキナーゼが活性化され発がんに寄与する．*NTRK* 融合遺伝子を有する固形がんを対象に，TRK 選択的阻害薬であるラロトレクチニブ[3]と TRK/ROS1 阻害薬であるエヌトレクチニブ[4]の有効性が示されており，臓器横断的な治療薬として保険収載されている．*NTRK* 融合遺伝子の陽性率は，唾液腺分泌がんで 93〜100％ と著しく

高く，頭頸部がんの 0.5％，甲状腺がんの 2.4％ と報告されている[5)6)]．*NTRK* 融合遺伝子を検出する方法としては CGP 検査，ISH 検査，IHC 検査などがあるが，本邦では全固形がんにおいて CGP 検査である F1CDx がエヌトレクチニブとラロトレクチニブに，F1Liquid がエヌトレクチニブに対応するコンパニオン診断薬として適応となっている．

3．*RET* 遺伝子

RET はチロシンキナーゼ受容体の一つであり，染色体 10 番長腕に位置する *RET* 遺伝子にコードされる．*RET* 遺伝子異常は甲状腺がんにおける代表的なドライバー遺伝子であり *RET* 融合遺伝子と *RET* 遺伝子変異に分かれる．前者は乳頭がんの 5〜10％ に，後者は遺伝性髄様がんの 98％，孤発性髄様がんの 50％ に発生する．*RET* 遺伝子異常を有する非小細胞肺がんや甲状腺がんを中心とした固形がんを対象に *RET* 阻害薬であるセルペルカチニブの有効性を評価した第 I / II 相試験[7]において，既治療の *RET* 融合遺伝子陽性甲状腺がんコホートでは奏効率が 79％（15/19），*RET* 遺伝子変異を有する髄様がんのコホートでは，既治療例では奏効率が 69％（38/55），未治療例では奏効率が 73％（64/88）と良好な抗腫瘍効果を示した．本邦では 2022 年 5 月にセルペルカチニブが

RET 融合遺伝子陽性の根治切除不能な甲状腺が
ん，RET 遺伝子変異陽性の根治切除不能な甲状
腺髄様がんに対して保険適用となった．前述のよ
うに RET 融合遺伝子，RET 遺伝子変異の有無を
確認する検査として，オンコマイン CDx がセル
ペルカチニブに対するコンパニオン診断薬として
使用可能となっている．

4．マイクロサテライト不安定性(MSI)

　細胞分裂の過程において DNA が複製される時
に一定の確率で複製ミスが発生するが，そのミス
マッチな塩基対合を修復する(mismatch repair：
MMR)機能はゲノム恒常性の維持に必須の機能
である．この MMR 機能が低下している状態
(MMR deficient：dMMR)では，腫瘍発生や細胞
増殖などがん化にかかわる遺伝子に変化が起こ
る．また MMR 機能が低下すると，DNA のマイ
クロサテライトと呼ばれる数塩基対の繰り返し配
列の反復回数に変化が生じることが知られてお
り，この現象をマイクロサテライト不安定性
(MSI)という．MSI が高頻度に認められる場合を
MSI-High(MSI-H)，低頻度に認められるまたは
認められない場合を MSI-Low/Microsatellite
stable(MSI-L/MSS)と呼ぶ．固形がんにおける
MSI-H の頻度は 3.7％ と報告されており，子宮内
膜がんなどで多く認められる．標準治療不応・不
耐の dMMR 進行固形がんを対象としたペムブロ
リズマブ療法の第 II 相試験である KEYNOTE-
158 試験[8]では，がん種を問わず効果が示されてお
り，ペムブロリズマブは標準治療が困難な MSI-
H の固形がんに 2018 年 9 月に適応となった．同時
に「MSI 検査キット(FALCO)」がペムブロリズ
マブのコンパニオン診断薬として薬事承認され
た．この検査キットでは，腫瘍組織検体から抽出
した 5 つのマイクロサテライト領域で構成される
パネル(BAT25，BAT26，MONO27，NR21，
NR24)が用いられている．正常組織のマイクロサ
テライトマーカーの長さは，各マーカーで平均値
±3 塩基の範囲(quasi-monomorphic variation
range：QMVR)に収まるため，その QMVR から

外れるマーカーの数で判断され，5 つのマーカー
のうち 2 つ以上の場合は「陽性(MSI-H)」，1 つ以
下の場合は「陰性(MSI-L または MSS)」と判定
される．MSI 検査キット以外に dMMR を判定す
る検査として，IHC 検査と CGP 検査がある．腫
瘍組織における MMR タンパク質(MLH1，
MSH2，MSH6，PMS2)の発現を調べる IHC 検査
として，「ベンタナ OptiView MLH1」，「ベンタナ
OptiView MSH2」，「ベンタナ OptiView MSH6」，
「ベンタナ OptiView PMS2」がペムブロリズマブ
に対するコンパニオン診断薬として固形がんに適
応となっている．CGP 検査においては，F1CDx，
Guardant360 がペムブロリズマブに対するコンパ
ニオン診断薬として固形がんに適応となってお
り，F1CDx では約 2,000 のマイクロサテライト領
域における繰り返し配列の長さを解析して MSI
スコアを算出する．ただし，再発転移頭頸部がん
に対してはペムブロリズマブが標準治療に位置づ
けられ，PD-L1 免疫染色がバイオマーカーとされ
ているため，dMMR 判定検査の意義は乏しい．

5．腫瘍遺伝子変異量(TMB)

　TMB とは，がん細胞がもつ体細胞遺伝子変異
の量を意味し，100 万個塩基(megabase：Mb)あ
たりの遺伝子変異数(mut/Mb)を単位として表さ
れる．体細胞変異数が多い腫瘍では免疫系に認識
される腫瘍特異抗原(ネオアンチゲン)が増加し，
T 細胞による腫瘍認識が促進される．そのため，
TMB が高い固形がんでは免疫チェックポイント
阻害薬による抗腫瘍効果が期待される．前治療不
応・不耐の切除不能進行再発固形がん患者を対象
にペムブロリズマブの有効性と安全性を検討した
第 II 相試験において，TMB-High 集団の奏効率は
29.4％(非 TMB-High 集団：6.2％)であった[9]．
本試験では，F1CDx で解析された TMB が 10
mut/Mb 以上の症例が TMB-High として定義さ
れている．この試験の結果をもとに，本邦におい
て 2022 年 2 月に TMB-High 固形がんに対してペ
ムブロリズマブの適応拡大を承認するとともに，
コンパニオン診断薬として F1CDx が承認された．

ただし，前述のように再発転移頭頸部がんに対し
てはペムブロリズマブが標準治療に位置づけられ
ているため TMB 測定を目的とした F1CDx の提
出は不要である．

おわりに

本稿では，コンパニオン診断薬の概要および頭
頸部がん・全固形がんにおいて適応となっている
コンパニオン診断薬とそれに対応する分子標的薬
について解説した．現在，頭頸部がん領域で使用
可能な分子標的薬やコンパニオン診断薬はまだ少
数であるが，頭頸部扁平上皮がんで稀に検出され
る HRAS 遺伝子変異[10]・NFE2L2 遺伝子変異[11]，
甲状腺がんで頻度の高い BRAF V600E 遺伝子変
異[12]などに対する分子標的薬とコンパニオン診断
薬の開発が進められており，今後のバイオマー
カーに基づいたさらなる治療開発が期待される．

参考文献

1) 厚生労働省医薬食品局審査管理課長：コンパニ
オン診断薬等及び関連する医薬品の承認申請に
係る留意事項について．https://www.pmda.
go.jp/files/000213148.pdf（2013 年 7 月 1 日）

2) Takahashi H, Tada Y, Saotome T, et al：Phase
Ⅱ Trial of Trastuzumab and Docetaxel in
Patients With Human Epidermal Growth Fac-
tor Receptor 2-Positive Salivary Duct Carci-
noma. J Clin Oncol, **37**：125-134, 2019.
  Summary HER2 陽性唾液腺導管がんに対し
トラスツズマブとドセタキセルを併用投与した
国内第Ⅱ相試験であり，奏効率 70.2%，無増悪
生存期間中央値 8.9 か月，全生存期間中央値
39.7 か月の結果であった．

3) Hong DS, DuBois SG, Kummar S, et al：
Larotrectinib in patients with TRK fusion-
positive solid tumours：a pooled analysis of
three phase 1/2 clinical trials. Lancet Oncol,
21：531-540, 2020.
  Summary NTRK 融合遺伝子を認める患者を
対象とした 3 つの試験の統合解析であり，軟部
肉腫，唾液腺がん，甲状腺がんなど 159 例が登
録され，ラロトレクチニブの奏効割合は 79% と
良好な結果であった．

4) Doebele RC, Drilon A, Paz-Ares L, et al：
Entrectinib in patients with advanced or met-
astatic NTRK fusion-positive solid tumours：
integrated analysis of three phase 1-2 trials.
Lancet Oncol, **21**：271-282, 2020.

5) Solomon JP, Linkov I, Rosado A, et al：NTRK
fusion detection across multiple assays and
33,997 cases：diagnostic implications and pit-
falls. Mod Pathol, **33**：38-46, 2020.

6) Okamura R, Boichard A, Kato S, et al：Analy-
sis of NTRK Alterations in Pan-Cancer Adult
and Pediatric Malignancies：Implications for
NTRK-Targeted Therapeutics. JCO Precis
Oncol, 2018.

7) Wirth LJ, Sherman E, Robinson B, et al：Effi-
cacy of Selpercatinib in RET-Altered Thyroid
Cancers. N Engl J Med, **383**：825-835, 2020.

8) Marabelle A, Le DT, Ascierto PA, et al：Effi-
cacy of Pembrolizumab in Patients With Non-
colorectal High Microsatellite Instability/Mis-
match Repair-Deficient Cancer：Results From
the Phase Ⅱ KEYNOTE-158 Study. J Clin
Oncol, **38**：1-10, 2020.
  Summary 標準治療不応・不耐の dMMR 進行
固形がんを対象としたペムブロリズマブの第Ⅱ
相試験であり，奏効率 37%，無増悪生存期間中
央値 5.4 か月，全生存期間中央値 13.4 か月と良
好な結果であった．

9) Marabelle A, Fakih M, Lopez J, et al：Associa-
tion of tumour mutational burden with out-
comes in patients with advanced solid tumo-
urs treated with pembrolizumab：prospective
biomarker analysis of the multicohort, open-
label, phase 2 KEYNOTE-158 study. Lancet
Oncol, **21**：1353-1365, 2020.

10) Ho AL, Brana I, Haddad R, et al：Tipifarnib in
Head and Neck Squamous Cell Carcinoma
With HRAS Mutations. J Clin Oncol, **39**：1856-
1864, 2021.

11) 厚生労働省：臨床研究データベース（臨床研究
等提出・公開システム：jCRT）．https://jrct.
niph.go.jp/latest-detail/jRCT2031220125

12) Shah MH, Wei L, Wirth LJ, et al：Results of
randomized phase Ⅱ trial of dabrafenib ver-
sus dabrafenib plus trametinib in BRAF-
mutated papillary thyroid carcinoma. J Clin
Oncol, **35**：6022, 2017.

MB ENT, 285：69-77, 2023

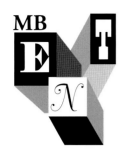

◆特集・頭頸部癌治療の新しい道―免疫・薬物療法―

今後期待される頭頸部癌の免疫・薬物療法

仲野兼司*

Abstract 近年の頭頸部癌領域における薬物療法の進歩は著しく，2010年代に入ってからは，本邦でも抗 EGFR 抗体や免疫チェックポイント阻害薬などの新規薬剤が承認されている．これらの薬剤は主に前向き臨床試験における全生存期間を延長するエビデンスに基づいて承認されているが，局所病変による美容および機能への影響が大きいという頭頸部癌の特徴を反映して，ホウ素中性子捕捉療法（BNCT）および光免疫療法のように局所進行および局所再発例を対象として，局所病変への奏効に基づいて承認された治療戦略も存在する．新規治療戦略の導入に伴い，より低侵襲であることや晩期合併症を回避することなど，患者の QOL 改善を眼目に置いた治療開発も検討されている．本稿では，頭頸部癌に対する免疫・薬物療法として，今後の新たな標準治療を開発するうえでのパラダイムの変化に言及しながら，今後期待される治療戦略の方向性について考察する．

Key words 抗 EGFR 抗体（anti-EGFR antibody），免疫チェックポイント阻害薬（immune checkpoint inhibitor），局所制御（local control），白金製剤なしの治療（platinum free management），個別化医療（precision medicine）

はじめに

頭頸部癌に対する薬物療法は 21 世紀に入ってから大きく進歩し，本邦でも，2010 年代に抗 EGFR（epidermal growth factor receptor）抗体セツキシマブ，免疫チェックポイント阻害薬である抗 PD-1（programmed death-1）抗体ニボルマブおよびペムブロリズマブが承認され，実臨床で用いられるようになった．

セツキシマブは局所進行頭頸部扁平上皮癌に対する放射線治療との併用および再発・転移扁平上皮癌に対する白金製剤を用いた化学療法への併用にて，それぞれ第Ⅲ相試験で全生存期間の延長が認められたことが承認の根拠となっている．ニボルマブは白金製剤抵抗性の再発・転移頭頸部扁平上皮癌に対し，従来の化学療法（セツキシマブ単剤，メソトレキセートまたはタキサン単剤）への

優越性を示した第Ⅲ相試験（CheckMate 141），ペムブロリズマブは化学療法未治療の再発・転移例に対し，単独または白金製剤を含む化学療法との併用により，セツキシマブと白金製剤を含む化学療法に対する優越性または非劣性を示した第Ⅲ相試験（KEYNOTE-048）の結果に基づき，それぞれ承認された．

こうしたランダム化比較試験の結果に基づく新規薬剤の承認は，現在のがん治療の根幹を成すパラダイムである，エビデンスに基づく治療（evidence based medicine：EBM）を反映したものであり，その結果や臨床的意義は各医療従事者の専門とする領域・臓器によらず共有されるものである．しかしながら，局所管理の重要性や抗がん薬の侵襲による生活への影響など，頭頸部領域特有の問題を踏まえたうえで治療戦略を考えていかなくてはならない箇所も少なからず存在する．ま

* Nakano Kenji, 〒 135-8550 東京都江東区有明 3-8-31　がん研有明病院化学療法部総合腫瘍科，副医長

た，2020年代に入り遺伝子パネル検査による網羅的なゲノム解析が実臨床でも一般的になったことを踏まえ，頭頸部癌領域で新たに考慮すべき治療選択肢や注目すべき遺伝子変異などについても知見を深めていく必要がある．

本稿では，頭頸部癌において新たな治療戦略を開発するうえでのパラダイムの変化に言及しながら，今後期待される方向性について考察する．

局所コントロールを念頭に置いた新規治療

頭頸部癌は美容的にも機能面にも大きな影響を受ける部位に発症し，また頸部リンパ節転移の部位によっては気道の圧迫による窒息や頸動脈の破綻による出血などの致死的な合併症を引き起こす可能性がある．このため，局所病変を制御することの臨床的意義が極めて大きい領域である．

こうした疾患特性を反映し，2020年には「切除不能な局所進行または局所再発の頭頸部癌」に対する局所治療を目的とした新規治療として，ホウ素中性子捕捉療法(boron neutron capture therapy：BNCT)および光免疫療法(photoimmunotherapy：PIT)が相次いで承認された．

BNCTは，ホウ素を含有する薬剤(ボロファラン)を注射により腫瘍細胞に集積させたうえで中性子を照射し，病巣部に限局的な核反応を起こすことで抗腫瘍効果を示すものであり，PITは光に反応する成分を付加した抗体薬(セツキシマブ サロタロカン)を点滴投与したうえで腫瘍細胞にレーザー光を照射することで抗腫瘍効果を発揮する．

BNCTおよびPITは，いずれも先駆的医薬品等指定制度(先駆け審査指定制度)に基づき審査・承認を受けている．これは，医薬品医療機器法に基づき，治療薬などの画期性，対象疾患の重篤性，対象疾患にかかる極めて高い有効性，海外で未承認である(本邦で世界に「先駆け」て承認することが見込まれている)などの条件に合致すると認められたものについて，薬事承認にかかる相談・審査における優先的な取り扱いの対象とするととも

に承認審査のスケジュールを短縮し，迅速な承認を目指すことを可能とする制度で，平成27年(2015年)から導入されている．こうした審査上の経緯もあり，BNCTもPITも奏効率を主要評価項目とする，少数例の早期臨床試験(第Ⅰ相〜第Ⅱ相)の結果をもって承認された．BNCTの奏効率は局所再発または局所進行頭頸部癌を対象とした国内第Ⅱ相試験(n＝21，扁平上皮癌8例，非扁平上皮癌13例)において71％(うち完全寛解率50％)であり，PITの奏効率は局所再発頭頸部扁平上皮癌を対象とした海外第Ⅰ/Ⅱa相臨床試験(n＝39，有効性の評価対象となった第Ⅱ相パートへの組み入れ数は30例)において43.3％であった．これは，『はじめに』の項で述べた全身化学療法の奏効率が，再発・転移扁平上皮癌に対するセツキシマブ併用化学療法で36％，ペムブロリズマブ併用化学療法で36％(PD-L1陽性(CPS≧20)集団で43％)であったことを考えると，局所病変のコントロール手段として期待できるといえる．ただし，上記臨床試験の組み入れ患者数は限られていること，得られた奏効の持続期間や，全生存期間の延長への寄与に関するエビデンスは得られていないことから，これらの新たな局所治療の臨床的意義や役割は，今後の使用実績の蓄積や新たな臨床試験の積み重ねにより検証していくことが求められている．

低侵襲を主眼に置いた治療戦略

『はじめに』の項で述べたように，2010年代に入ってから頭頸部癌領域には複数の新規薬剤が承認されるとともに，それら新規薬剤と従来の治療戦略(殺細胞性抗がん薬による薬物療法や放射線治療などの局所治療)と組み合わせることで，より高い抗腫瘍効果を得ることが期待されている．しかしながら，頭頸部癌に限らず，がん治療においては抗腫瘍効果を高めるために治療強度を上げても，それによる有害事象のために患者の予後改善につながらないことがある．『局所コントロールを念頭に置いた新規治療』の項でも述べたよう

に頭頸部癌は機能面に及ぼす影響が大きく，喫煙などの生活習慣や心血管系の合併症を有する患者も少なくないため，新規治療の登場に伴い，少ない侵襲で従来と同等以上の治療効果を上げることも新たな治療戦略の目標とされてきた．

1．局所進行例に対して

局所進行頭頸部癌に対する非手術治療としては，長らく高用量シスプラチンを併用する同時放射線化学療法(concurrent chemoradiotherapy：CRT)が標準治療に位置しており，併用する抗がん薬を新規薬剤に変更する，または上乗せする戦略によりさらなる予後改善効果が認められた臨床試験は2022年現在に至っても存在しない．

『はじめに』の冒頭で述べたとおり，抗EGFR抗体セツキシマブは局所進行頭頸部扁平上皮癌に対する放射線治療との併用(bioradiotherapy：BRT)にて放射線治療単独を上回る予後改善効果を示した．しかしながら，CRTに対しセツキシマブを上乗せすることで予後の改善を試みたランダム化比較試験RTOG0522はネガティブな結果であり，CRTとBRTを比較した第Ⅲ相試験であるARTSCANⅢでも，BRTはCRTに対する非劣性を示すことができなかった．BRTはヒトパピローマウイルス(human papilloma virus：HPV)関連中咽頭癌でより効果が高いことが知られているが，この患者集団に限った前向き比較試験であるRTOG1016試験でも，BRTはCRTに対する非劣性を示すことができないという結果に終わっている．

これは免疫チェックポイント阻害薬についても同様である．メルケル細胞腫瘍や腎細胞癌，尿路上皮癌に承認されている抗PD-L1(programmed death-ligand 1)抗体アベルマブをCRTに併用することで局所進行頭頸部癌の予後改善を試みた第Ⅲ相試験JAVELIN Head and Neck 100はネガティブな結果であった．抗PD-1抗体ペムブロリズマブが再発・転移頭頸部扁平上皮癌に対して全生存期間の延長を認めていることは『はじめに』の項でも述べたが，局所進行例に対しては，CRT

へのペムブロリズマブ上乗せによる予後改善を目指したKEYNOTE-412試験において優越性を示すことができなかった．

このように，今なおもっともエビデンスのある標準治療であるシスプラチン併用CRTであるが，課題も多い．シスプラチンは骨髄抑制や腎機能障害，末梢神経障害や聴覚障害など多数の有害事象を起こし得る薬剤であり，頭頸部癌へのCRTにおいては100 mg/m²3週間毎投与の高用量が標準用量であるため，治療に際して重篤な有害事象が引き起こされるリスクがある．有効性を担保するためには放射線治療期間中に合計200 mg/m²以上のシスプラチンを投与することが必要とされていることから，安易な減量はできない．また，長期経過における誤嚥などの晩期合併症も懸念事項であり，実際，放射線治療単独と比較してシスプラチン併用CRTの優越性を示したRTOG91-11試験の長期経過報告では，原病によらない死亡によって最終的に放射線治療単独群と全生存期間で差がなくなるといった報告もなされている．

こうした背景から，従来の治療と同等の有効性を保ちつつ侵襲を減らす治療戦略や，高用量シスプラチンによる有害事象に耐えられない高齢者や臓器障害を有する患者にも用いることができる治療戦略の開発が検討されている．シスプラチン不耐例を対象に抗PD-1抗体ペムブロリズマブを放射線治療に併用する治療戦略がその一例で，第Ⅱ相試験では一定の有効性と安全性が報告されている．その他，BRTに免疫チェックポイント阻害薬を併用する臨床試験もいくつか試みられているが，消化器毒性や骨髄抑制といった白金製剤による重篤な有害事象は回避されることが期待されるものの，皮膚症状など，それまでとは異なる有害事象のリスクが報告されており，患者利益につながるかの評価は慎重に行うことが求められている．

非手術治療としては，導入化学療法も治療戦略の一つとして開発が進められてきた．2000年代に局所進行頭頸部扁平上皮癌に対する導入化学療法として，ドセタキセル・シスプラチン・5-フルオ

ロウラシルの 3 剤を併用する TPF 療法が従来の
シスプラチン・5-フルオロウラシルの 2 剤による
導入化学療法よりも優れた予後改善効果を示すこ
とが示されて以後は，3 剤併用療法が導入化学療
法の標準レジメンとなった．しかしながら，ラン
ダム化比較試験において導入化学療法を含む集学
的治療は前述のシスプラチン併用 CRT を上回ら
なかったことから，遠隔転移のない超進行例で全
身状態が保たれている患者など，限られた状況下
での選択肢となっている．実際には，シスプラチ
ンを含む殺細胞性抗がん薬 3 剤による導入化学療
法は有害事象が強く，安全に施行するためには頭
頸部癌が進行していながらも患者の全身状態，臓
器機能が十分に保たれている必要があり，適切な
治療対象を選ぶのが難しい側面があった．このた
め，新規薬剤を含めて有効性を保ちつつ，より有
害事象の少ない導入化学療法レジメンが検討され
ており，セツキシマブを用いたカルボプラチン・
パクリタキセル・セツキシマブ 3 剤併用の臨床試
験が報告されている．

　手術症例に対する補助療法としては，根治治療
と同じく高用量シスプラチンを用いた CRT が標
準治療であった．近年，本邦より非劣性試験であ
る JCOG1008 試験が実施され，シスプラチンの用
量を 40 mg/m^2 週 1 回投与にすることで有害事象
のリスクが減らせることが示されるとともに，統
計学的な検証は行われていないものの，より高い
有効性が得られることを示唆する結果が得られ
た．その他，セツキシマブやペムブロリズマブら
の新規薬剤を周術期補助化学療法に組み入れる臨
床試験も行われており，今後第 III 相試験での有効
性が確立されることが期待されている．

2．再発・転移例に対して

　再発・転移扁平上皮癌に対しても，局所進行例
と同様，シスプラチンをはじめとする白金製剤が
依然としてキードラッグであり，新規薬剤でもセ
ツキシマブおよびペムブロリズマブでは白金製剤
を併用する化学療法が選択肢となっている．局所
進行例に対する治療として白金製剤の治療歴があ

る場合も，最終投与から 6 か月以上経過していれ
ば白金製剤感受性として再導入が検討される．

　しかしながら，再発・転移例には原病の進行に
伴う疼痛や栄養状態の悪化により白金製剤に不耐
である患者が含まれており，また過去に白金製剤
治療歴のある患者の場合，白金製剤感受性の場合
でもシスプラチン投与に伴う末梢神経障害や聴神
経障害などの蓄積性の毒性が増悪することが懸念
される．

　このため，再発・転移例への低侵襲な治療戦略
として，特に白金製剤不耐例や白金製剤抵抗性の
患者を対象とした白金製剤を使用しない治療戦略
が開発・検討されている．

　抗 EGFR 抗体セツキシマブの白金製剤を含まな
い併用治療としては，タキサン系，とりわけパク
リタキセルとの併用が数多く検討されており，実
臨床でも導入されている．また，免疫チェックポ
イント阻害薬との 2 剤併用についても前向き試験
が報告されており，新たな治療選択肢となること
が期待されている．

　本邦では 2022 年 9 月よりセツキシマブの添付文
書が改訂され，従来は週 1 回の投与が必要であっ
たものが，1 回投与量を倍量の 500 mg/m^2 にした
うえで 2 週間毎の投与が許容されることとなっ
た．これにより，通院・投与にかかる負担をさら
に減らした治療戦略を開発することも今後の課題
となる．

3．低侵襲治療が可能な患者を抽出するための　バイオマーカー研究

　従来，頭頸部扁平上皮癌に対する薬物療法を含
む治療戦略の開発において中咽頭癌・下咽頭癌・
喉頭癌の原発部位別で治療内容を分けることはな
かった．しかしながら，患者背景因子の層別化に
伴い，低侵襲な治療が有効な患者群を抽出するた
めの因子が検討されつつある．

　『1．局所進行例に対して』で挙げた HPV 関連
中咽頭癌はその代表例である．セツキシマブ併用
放射線療法（BRT）に限らず，HPV 関連中咽頭癌
では CRT 療法の有効性が高く予後が良好である

ことが知られており，現在では病期分類も他の頭頸部癌と別扱いになっている．また，HPV関連腫瘍ではシスプラチン併用投与量が少なくても予後良好な傾向が認められるとの後ろ向き報告もある．こうした結果を踏まえ，E1308試験やOPTIMA試験のように，従来よりも少ない侵襲（薬物療法の強度や放射線治療の総線量を減弱する）により，従来と遜色ない有効性を維持しつつ，合併症や有害事象を減らす試みが始まっている．さらには，こうした非手術治療による集学的治療の有効性を手術と比較するランダム化比較試験も行われるようになっている．ただし，治療強度を減弱する治療戦略が新たな標準治療となるためには従来の治療戦略に劣らぬ有効性が得られることが大前提であるため，慎重にエビデンスを蓄積する必要がある．

免疫チェックポイント阻害薬の適応を評価するうえでは，腫瘍細胞におけるPD-L1発現度がバイオマーカーとして機能する可能性がある．対象となるがん腫，使用する薬剤によって評価指標は様々であるが，頭頸部癌においては，KEYNOTE-048試験でペムブロリズマブの有効性評価に用いられたCPS（combined positive score）がもっともよく用いられている．KEYNOTE-048試験では，PD-L1高発現（CPS≧20）の症例においてはペムブロリズマブ単剤で対照群であるセツキシマブおよび白金製剤を含む多剤併用療法と比較して全生存期間の非劣性が認められているのに対し，PD-L1低発現（CPS＜1）の症例ではペムブロリズマブ単剤およびペムブロリズマブと白金製剤を含む多剤併用療法のいずれも，全生存期間で対照群に劣る傾向が認められている．ただし，抗PD-1抗体ニボルマブと抗CTLA-4（cytotoxic T-lymphocyte antigen 4）抗体イピリムマブによる免疫チェックポイント阻害薬の併用療法の有効性をセツキシマブおよび白金製剤を含む多剤併用療法と比較した第Ⅲ相試験CheckMate 651では，CPS発現状況にかかわらず，免疫チェックポイント阻害薬併用療法群の優越性が示されないという結果が得られており，PD-L1発現状況だけでなく，患者背景や治療セッティング，治療薬剤によって期待できる有効性が異なることを理解しておく必要がある．

個別化医療への道

頭頸部癌の約90％は扁平上皮癌であり，『3．低侵襲治療が可能な患者を抽出するためのバイオマーカー研究』で述べたようなバイオマーカーによる層別化は出現しつつあるものの，基本的には頭頸部癌の治療開発は扁平上皮癌という均一な集団を対象に進んできた．唾液腺癌や副鼻腔癌など，そこから漏れ出てしまう希少疾患に対する薬物療法は，暫定的に頭頸部扁平上皮癌に対する治療戦略が援用されることはあるものの，個別の治療に関するエビデンスはなかなか得られないでいた．

しかしながら，遺伝子パネル検査の普及による個別化医療の到来に伴い，これらのがん腫にも特有の標的治療や新規薬剤が開発される可能性が出てきている．特に，唾液腺癌については，従来乳癌や胃癌で治療標的として知られているHER2（human epidermal growth factor-2）発現が認められる患者が一定数おり，2022年に国内第Ⅱ相臨床試験の結果を受けて抗HER2抗体トラスツズマブの使用が保険承認された．

その他にも，*NTRK*（neurotrophin tropomyosin receptor kinase）融合遺伝子のように標的治療薬にがん腫横断的な承認が得られている遺伝子変異も出現している．

今後は，頭頸部癌の中でも原発部位や病理組織型についてより細分化が進み，個別の治療戦略が取られていくことが期待されている．同時に，個別の治療標的に向けた治療薬の開発が求められる．

文　献

1) Bonner JA, Harari PM, Giralt J, et al：Radiotherapy plus cetuximab for squamous-cell carcinoma of the head and neck. N Engl J Med, 354(6)：567-578, 2006. doi：10.1056/NEJ

Moa053422. PMID：16467544.

2）Vermorken JB, Mesia R, Rivera F, et al：Platinum-based chemotherapy plus cetuximab in head and neck cancer. N Engl J Med, **359**(11)：1116-1127, 2008. doi：10.1056/NEJMoa0802656. PMID：18784101.

3）Ferris RL, Blumenschein G Jr, Fayette J, et al：Nivolumab for Recurrent Squamous-Cell Carcinoma of the Head and Neck. N Engl J Med, **375**(19)：1856-1867, 2016. doi：10.1056/NEJMoa1602252. Epub 2016 Oct 8. PMID：27718784；PMCID：PMC5564292.

4）Burtness B, Harrington KJ, Greil R, et al：Pembrolizumab alone or with chemotherapy versus cetuximab with chemotherapy for recurrent or metastatic squamous cell carcinoma of the head and neck(KEYNOTE-048)：a randomised, open-label, phase 3 study. Lancet, **394**(10212)：1915-1928, 2019. doi：10.1016/S0140-6736(19)32591-7. Epub 2019 Nov 1. Erratum in：Lancet. 2020 Jan 25；395(10220)：272. Erratum in：Lancet. 2020 Feb 22；395(10224)：564. Erratum in：Lancet. 2021 Jun 12；397(10291)：2252. PMID：31679945.

5）Hirose K, Konno A, Hiratsuka J, et al：Boron neutron capture therapy using cyclotron-based epithermal neutron source and borofalan(^{10}B)for recurrent or locally advanced head and neck cancer(JHN002)：An open-label phaseⅡtrial. Radiother Oncol, **155**：182-187, 2021. doi：10.1016/j.radonc.2020.11.001. Epub 2020 Nov 11. PMID：33186684.

6）Kanno H, Nagata H, Ishiguro A, et al：Designation Products：Boron Neutron Capture Therapy for Head and Neck Carcinoma. Oncologist, **26**(7)：e1250-e1255, 2021. doi：10.1002/onco.13805. Epub 2021 May 18. PMID：33928712；PMCID：PMC8265361.

7）Tahara M, Okano S, Enokida T, et al：A phase Ⅰ, single-center, open-label study of RM-1929 photoimmunotherapy in Japanese patients with recurrent head and neck squamous cell carcinoma. Int J Clin Oncol, **26**(10)：1812-1821, 2021. doi：10.1007/s10147-021-01960-6. Epub 2021 Jun 24. PMID：34165660；PMCID：PMC8449763.

8）Cognetti DM, Johnson JM, Curry JM, et al：Phase 1/2a, open-label, multicenter study of RM-1929 photoimmunotherapy in patients with locoregional, recurrent head and neck squamous cell carcinoma. Head Neck, **43**(12)：3875-3887, 2021. doi：10.1002/hed.26885. Epub 2021 Oct 9. PMID：34626024；PMCID：PMC9293150.

9）Tanaka M, Idei M, Sakaguchi H, et al：Achievements and challenges of the Sakigake designation system in Japan. Br J Clin Pharmacol, **87**(10)：4027-4035, 2021. doi：10.1111/bcp.14807. Epub 2021 Mar 22. PMID：33694268.
Summary 本邦の先駆的医薬品等指定制度（先駆け審査指定制度）の実態，運用状況について報告した論文である．

10）Ang KK, Zhang Q, Rosenthal DI, et al：Randomized phase Ⅲ trial of concurrent accelerated radiation plus cisplatin with or without cetuximab for stage Ⅲ to Ⅳ head and neck carcinoma：RTOG 0522. J Clin Oncol, **32**(27)：2940-1950, 2014. doi：10.1200/JCO.2013.53.5633. PMID：25154822；PMCID：PMC4162493.

11）Gebre-Medhin M, Brun E, Engström P, et al：ARTSCAN Ⅲ：A Randomized Phase Ⅲ Study Comparing Chemoradiotherapy With Cisplatin Versus Cetuximab in Patients With Locoregionally Advanced Head and Neck Squamous Cell Cancer. J Clin Oncol, **39**(1)：38-47, 2021. doi：10.1200/JCO.20.02072. Epub 2020 Oct 14. PMID：33052757；PMCID：PMC7771720.

12）Bonner JA, Giralt J, Harari PM, et al：Association of human papillomavirus and p16 status with mucositis and dysphagia for head and neck cancer patients treated with radiotherapy with or without cetuximab：Assessment from a phase 3 registration trial. Eur J Cancer, **64**：1-11, 2016. doi：10.1016/j.ejca.2016.05.008. Epub 2016 Jun 17. PMID：27323346；PMCID：PMC5027878.

13）Gillison ML, Trotti AM, Harris J, et al：Radiotherapy plus cetuximab or cisplatin in human papillomavirus-positive oropharyngeal cancer(NRG Oncology RTOG 1016)：a randomised, multicentre, non-inferiority trial. Lancet, **393**(10166)：40-50, 2019. doi：10.1016/S0140-6736(18)32779-X. Epub 2018 Nov 15. Erratum in：

Lancet. 2020 Mar 7 ; 395(10226) : 784. PMID : 30449625 ; PMCID : PMC6541928.

14) Lee NY, Ferris RL, Psyrri A, et al : Avelumab plus standard-of-care chemoradiotherapy versus chemoradiotherapy alone in patients with locally advanced squamous cell carcinoma of the head and neck : a randomised, double-blind, placebo-controlled, multicentre, phase 3 trial. Lancet Oncol, 22(4) : 450-462, 2021. doi : 10.1016/S1470-2045(20)30737-3. PMID : 33794205.

15) Machiels JP, Tao Y, Burtness B, et al : Pembrolizumab given concomitantly with chemoradiation and as maintenance therapy for locally advanced head and neck squamous cell carcinoma : KEYNOTE-412. Future Oncol, 16(18) : 1235-1243, 2020. doi : 10.2217/fon-2020-0184. Epub 2020 Jun 3. PMID : 32490686. J.

16) Machiels J, Tao Y, Burtness B, et al : Primary results of the phase Ⅲ KEYNOTE-412 study : Pembrolizumab(pembro)with chemoradiation therapy(CRT)vs placebo plus CRT for locally advanced(LA)head and neck squamous cell carcinoma(HNSCC). Ann Oncol, 33(suppl_7) : S808-S869, 2022. doi : 10.1016/annonc/annonc1089.

17) Ang KK : Concurrent radiation chemotherapy for locally advanced head and neck carcinoma : are we addressing burning subjects? J Clin Oncol, 22(23) : 4657-4659, 2004. doi : 10.1200/JCO.2004.07.962. Epub 2004 Nov 8. Erratum in : J Clin Oncol. 2005 Jan 1 ; 23(1) : 248. PMID : 15534361.

18) Forastiere AA, Zhang Q, Weber RS, et al : Long-term results of RTOG 91-11 : a comparison of three nonsurgical treatment strategies to preserve the larynx in patients with locally advanced larynx cancer. J Clin Oncol, 31(7) : 845-852, 2013. doi : 10.1200/JCO.2012.43.6097. Epub 2012 Nov 26. PMID : 23182993 ; PMCID : PMC3577950.

19) Weiss J, Sheth S, Deal AM, et al : Concurrent Definitive Immunoradiotherapy for Patients with Stage Ⅲ-Ⅳ Head and Neck Cancer and Cisplatin Contraindication. Clin Cancer Res, 26(16) : 4260-4267, 2020. doi : 10.1158/1078-0432.CCR-20-0230. Epub 2020 May 5. PMID : 323

71539 ; PMCID : PMC7968114.

20) Ferris RL, Moskovitz J, Kunning S, et al : Phase Ⅰ Trial of Cetuximab, Radiotherapy, and Ipilimumab in Locally Advanced Head and Neck Cancer. Clin Cancer Res, 28(7) : 1335-1344, 2022. doi : 10.1158/1078-0432.CCR-21-0426. PMID : 35091445 ; PMCID : PMC9164766.

21) Tao Y, Aupérin A, Sun X, et al : Avelumab-cetuximab-radiotherapy versus standards of care in locally advanced squamous-cell carcinoma of the head and neck : The safety phase of a randomised phase Ⅲ trial GORTEC 2017-01(REACH). Eur J Cancer, 141 : 21-29, 2020. doi : 10.1016/j.ejca.2020.09.008. Epub 2020 Oct 24. PMID : 33125944.

22) Blanchard P, Bourhis J, Lacas B, et al : Taxane-cisplatin-fluorouracil as induction chemotherapy in locally advanced head and neck cancers : an individual patient data meta-analysis of the meta-analysis of chemotherapy in head and neck cancer group. J Clin Oncol, 31(23) : 2854-2860, 2013. doi : 10.1200/JCO.2012.47.7802. Epub 2013 Jul 8. PMID : 23835714.

23) Shirasu H, Yokota T, Kawakami T, et al : Efficacy and feasibility of induction chemotherapy with paclitaxel, carboplatin and cetuximab for locally advanced unresectable head and neck cancer patients ineligible for combination treatment with docetaxel, cisplatin, and 5-fluorouracil. Int J Clin Oncol, 25(11) : 1914-1920, 2020. doi : 10.1007/s10147-020-01742-6. Epub 2020 Jul 9. PMID : 32648132.

24) Haddad RI, Massarelli E, Lee JJ, et al : Weekly paclitaxel, carboplatin, cetuximab, and cetuximab, docetaxel, cisplatin, and fluorouracil, followed by local therapy in previously untreated, locally advanced head and neck squamous cell carcinoma. Ann Oncol, 30(3) : 471-477, 2019. doi : 10.1093/annonc/mdy549. PMID : 30596812 ; PMCID : PMC7360148.

25) Enokida T, Ogawa T, Homma A, et al : A multicenter phase Ⅱ trial of paclitaxel, carboplatin, and cetuximab followed by chemoradiotherapy in patients with unresectable locally advanced squamous cell carcinoma of the

head and neck. Cancer Med, **9**(5)：1671-1682, 2020. doi：10.1002-cam4.2852. Epub 2020 Jan 13. PMID：31943834；PMCID：PMC7050099.

26) Cooper JS, Pajak TF, Forastiere AA, et al：Postoperative concurrent radiotherapy and chemotherapy for high-risk squamous-cell carcinoma of the head and neck. N Engl J Med, **350**(19)：1937-1944, 2004. doi：10.1056/NEJMoa032646. PMID：15128893.

27) Bernier J, Domenge C, Ozsahin M, et al：Postoperative irradiation with or without concomitant chemotherapy for locally advanced head and neck cancer. N Engl J Med, **350**(19)：1945-1952, 2004. doi：10.1056/NEJMoa032641. PMID：15128894.

28) Kiyota N, Tahara M, Mizusawa J, et al：Weekly Cisplatin Plus Radiation for Postoperative Head and Neck Cancer(JCOG1008)：A Multicenter, Noninferiority, Phase Ⅱ/Ⅲ Randomized Controlled Trial. J Clin Oncol, **40**(18)：1980-1990, 2022. doi：10.1200/JCO.21.01293. Epub 2022 Mar 1. PMID：35230884；PMCID：PMC9197353.

29) Kreinbrink PJ, Mierzwa ML, Huth B, et al：Adjuvant radiation and cetuximab improves local control in head and neck cutaneous squamous cell carcinoma：Phase Ⅱ study. Head Neck, **43**(11)：3408-3416, 2021. doi：10.1002/hed.26835. Epub 2021 Aug 7. PMID：34363266.

30) Wise-Draper TM, Gulati S, Palackdharry S, et al：Phase Ⅱ Clinical Trial of Neoadjuvant and Adjuvant Pembrolizumab in Resectable Local-Regionally Advanced Head and Neck Squamous Cell Carcinoma. Clin Cancer Res, **28**(7)：1345-1352, 2022. doi：10.1158/1078-0432.CCR-21-3351. PMID：35338369；PMCID：PMC8976828.

31) Hitt R, Irigoyen A, Cortes-Funes H, et al：Phase Ⅱ study of the combination of cetuximab and weekly paclitaxel in the first-line treatment of patients with recurrent and/or metastatic squamous cell carcinoma of head and neck. Ann Oncol, **23**(4)：1016-1022, 2012. doi：10.1093/annonc/mdr367. Epub 2011 Aug 23. PMID：21865152.

32) Péron J, Ceruse P, Lavergne E, et al：Paclitaxel and cetuximab combination efficiency after the failure of a platinum-based chemotherapy in recurrent/metastatic head and neck squamous cell carcinoma. Anticancer Drugs, **23**(9)：996-1001, 2012. doi：10.1097/CAD.0b013e32835507e5. PMID：22643048.

33) Enokida T, Okano S, Fujisawa T, et al：Paclitaxel Plus Cetuximab as 1st Line Chemotherapy in Platinum-Based Chemoradiotherapy-Refractory Patients With Squamous Cell Carcinoma of the Head and Neck. Front Oncol, **8**：339, 2018. doi：10.3389/fonc.2018.00339. PMID：30211118；PMCID：PMC6119881.

34) Nakano K, Marshall S, Taira S, et al：A comparison of weekly paclitaxel and cetuximab with the EXTREME regimen in the treatment of recurrent/metastatic squamous cell head and neck carcinoma. Oral Oncol, **73**：21-26, 2017. doi：10.1016/j.oraloncology.2017.07.022. Epub 2017 Aug 5. PMID：28939072.

35) Sacco AG, Chen R, Worden FP, et al：Pembrolizumab plus cetuximab in patients with recurrent or metastatic head and neck squamous cell carcinoma：an open-label, multi-arm, non-randomised, multicentre, phase 2 trial. Lancet Oncol, **22**(6)：883-892, 2021. doi：10.1016/S1470-2045(21)00136-4. Epub 2021 May 11. PMID：33989559.

36) Chung CH, Li J, Steuer CE, et al：Phase Ⅱ Multi-institutional Clinical Trial Result of Concurrent Cetuximab and Nivolumab in Recurrent and/or Metastatic Head and Neck Squamous Cell Carcinoma. Clin Cancer Res, **28**(11)：2329-2338, 2022. doi：10.1158/1078-0432.CCR-21-3849. PMID：35344035；PMCID：PMC9167762.

37) Ang KK, Harris J, Wheeler R, et al：Human papillomavirus and survival of patients with oropharyngeal cancer. N Engl J Med, **363**(1)：24-35, 2010. doi：10.1056/NEJMoa0912217. Epub 2010 Jun 7. PMID：20530316；PMCID：PMC2943767.

38) Dahlstrom KR, Garden AS, William WN Jr, et al：Proposed Staging System for Patients With HPV-Related Oropharyngeal Cancer Based on Nasopharyngeal Cancer N Categories. J Clin Oncol, **34**(16)：1848-1854, 2016. doi：10.1200/JCO.2015.64.6448. Epub 2016 Feb

16. PMID：26884553；PMCID：PMC4966344.

39) Spreafico A, Huang SH, Xu W, et al：Impact of cisplatin dose intensity on human papillomavirus-related and -unrelated locally advanced head and neck squamous cell carcinoma. Eur J Cancer, **67**：174-182, 2016. doi：10.1016/j.ejca.2016.08.013. Epub 2016 Sep 24. PMID：27669504.

40) Marur S, Li S, Cmelak AJ, et al：E1308：Phase Ⅱ Trial of Induction Chemotherapy Followed by Reduced-Dose Radiation and Weekly Cetuximab in Patients With HPV-Associated Resectable Squamous Cell Carcinoma of the Oropharynx- ECOG-ACRIN Cancer Research Group. J Clin Oncol, **35**(5)：490-497, 2017. doi：10.1200/JCO.2016.68.3300. Epub 2016 Dec 28. PMID：28029303；PMCID：PMC5455313.

41) Seiwert TY, Foster CC, Blair EA, et al：OPTIMA：a phase Ⅱ dose and volume de-escalation trial for human papillomavirus-positive oropharyngeal cancer. Ann Oncol, **30**(2)：297-302, 2019. doi：10.1093/annonc/mdy522. Erratum in：Ann Oncol. 2019 Oct 1；30(10)：1673. PMID：30481287.

42) Ferris RL, Flamand Y, Weinstein GS, et al：Phase Ⅱ Randomized Trial of Transoral Surgery and Low-Dose Intensity Modulated Radiation Therapy in Resectable p16+ Locally Advanced Oropharynx Cancer：An ECOG-ACRIN Cancer Research Group Trial(E3311). J Clin Oncol, **40**(2)：138-149, 2022. doi：10.1200/JCO.21.01752. Epub 2021 Oct 26. PMID：34699271；PMCID：PMC8718241.

43) Adelstein DJ, Ismaila N, Ku JA, et al：Role of Treatment Deintensification in the Management of p16+ Oropharyngeal Cancer：ASCO Provisional Clinical Opinion. J Clin Oncol, **37**(18)：1578-1589, 2019. doi：10.1200/JCO.19.00441. Epub 2019 Apr 25. PMID：31021656.

44) Burtness B, Rischin D, Greil R, et al：Pembrolizumab Alone or With Chemotherapy for Recurrent/Metastatic Head and Neck Squamous Cell Carcinoma in KEYNOTE-048：Subgroup Analysis by Programmed Death Ligand-1 Combined Positive Score. J Clin Oncol, **40**(21)：2321-2332, 2022. doi：10.1200/JCO.21.02198. Epub 2022 Mar 25. PMID：35333599；PMCID：PMC9287281.

45) Haddad RI, Harrington K, Tahara M, et al：Nivolumab Plus Ipilimumab Versus EXTREME Regimen as First-Line Treatment for Recurrent/Metastatic Squamous Cell Carcinoma of the Head and Neck：The Final Results of CheckMate 651. J Clin Oncol, **41**(12)：2166-2180, 2022. doi：10.1200/JCO.22.00332. Epub ahead of print. PMID：36473143.

46) Takahashi H, Tada Y, Saotome T, et al：Phase Ⅱ Trial of Trastuzumab and Docetaxel in Patients With Human Epidermal Growth Factor Receptor 2-Positive Salivary Duct Carcinoma. J Clin Oncol, **37**(2)：125-134, 2019. doi：10.1200/JCO.18.00545. Epub 2018 Nov 19. PMID：30452336.

47) Drilon A, Siena S, Ou SI, et al：Safety and Antitumor Activity of the Multitargeted Pan-TRK, ROS1, and ALK Inhibitor Entrectinib：Combined Results from Two Phase Ⅰ Trials (ALKA-372-001 and STARTRK-1). Cancer Discov, **7**(4)：400-409, 2017. doi：10.1158/2159-8290.CD-16-1237. Epub 2017 Feb 9. PMID：28183697；PMCID：PMC5380583.

48) Drilon A, Laetsch TW, Kummar S, et al：Efficacy of Larotrectinib in TRK Fusion-Positive Cancers in Adults and Children. N Engl J Med, **378**(8)：731-739, 2018. doi：10.1056/NEJMoa1714448. PMID：29466156；PMCID：PMC5857389.

好評

まず知っておきたい！

がん治療の お金，医療サービス 事典

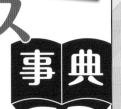

編集 山﨑知子（宮城県立がんセンター 頭頸部内科　診療科長）

2021年6月　定価2,200円（本体2,000円）　A5判　244頁

治療費用や使える医療サービス・制度、正しい情報収集の方法など、がん治療にあたってまず知っておきたい知識を一冊にまとめました。
患者さんからよくある質問や、症例紹介も交えながら、日々がん患者さんにかかわる医師、歯科医師、看護師、薬剤師、理学療法士、医療ソーシャルワーカーの多職種にわたる執筆陣が、丁寧に解説しました！

主な目次

Ⅰ　がんとお金，医療サービス
　0. がんについて知っておくべき知識
　　1）がんの疫学―日本におけるがん発生の状況―
　　2）がんの治療方法
　　　（手術療法，抗がん薬治療，免疫療法，放射線治療など）
　　3）がんの原因について
　　4）ポストコロナ時代，
　　　いままで通りのがん治療を受けられるのか
　　5）がんの正確な情報はどこで得られるか
　1. がん治療にまつわるお金の話
　　1）がんになったらどのくらいお金がかかるの？
　　2）がんになると，仕事・収入にどのような影響がある？
　　3）がん治療と仕事を両立させるには
　2. 知っておくべきがん治療に
　　　まつわる医療サービス
　　1）どこに相談したらよい？
　　2）緩和ケアになった際の療養先について
　　3）在宅療養について（医療保険と介護保険の違い）
　　4）自宅で療養生活を送るには
　　5）小児患者への支援
　　6）医師からみた就労支援
　　7）看護師からみた就労支援
　　8）医療ソーシャルワーカー（MSW）からみた就労支援
　3. がん患者ができる節約：
　　　医療費削減のためにできる小さなこと
　　1）がんを予防する
　　　（予防できるがんもある？早期発見には？）
　　2）効率よく病院を受診しましょう―患者力を高める―

Ⅱ　患者さんからよくある質問で学ぶ
　　　―知っておきたいがん治療の実際―
　Q1　明細書の見方を教えてください
　Q2　自治体の助成金について教えてください
　　　①ウィッグ，人工乳房，妊孕性温存など
　Q3　自治体の助成金について教えてください
　　　②声を失った人のサポートについて
　Q4　がんゲノム医療とはどのようなものでしょうか？
　　　目的や検査の流れ，値段についてなど教えてください
　Q5　がん患者会（がんサロン）について教えてください
　　　―秋田厚生医療センターの取り組み―
　Q6　口腔ケアで医療費が節約できるのでしょうか？
　Q7　がん患者でもリハビリテーションはできますか？
　Q8　がんの親をもつ子どものケアはどうしますか？
　Column　患者さんごとに使えるサービスは異なります
　　コラム1　症例1：進行がんの患者さんの場合
　　コラム2　症例2：働き盛りの患者さんの場合　ほか

イラスト・図・表が豊富で読みやすい！

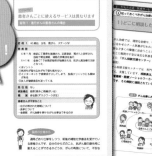

さらに詳しくはこちら

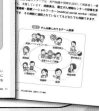

 全日本病院出版会　〒113-0033 東京都文京区本郷3-16-4　Tel:03-5689-5989
www.zenniti.com　Fax:03-5689-8030

MB ENT, 285：79-85, 2023

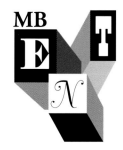

◆特集・頭頸部癌治療の新しい道─免疫・薬物療法─

頭頸部がんゲノム・エピゲノム医療の展望

益田宗幸[*1]　佐藤晋彰[*2]

Abstract　頭頸部扁平上皮癌(HNSCC)は癌遺伝子の機能獲得変異ではなく，癌抑制遺伝子の機能喪失変異を主体とする．この特徴は，現行のがんゲノム医療の障壁となるとともに，癌抑制遺伝子の機能喪失変異だけでは発癌・転移を起こすことができない，という知見とも整合性がとれない．環境ストレス依存的に発癌を起こす HNSCC では，遺伝子変異に加えて，ストレス反応性に起こる転写リプログラミングの重要性が示唆される．筆者はこれまで“HNSCC は腫瘍と微小環境とのクロストークにより，転写プログラムを変化させながら共生的に進化する複雑適応系である”という仮説のもと研究を進めてきた．近年の革新的な報告および筆者の研究結果もこの仮説を強く支持している．本稿では総論および各論的に，この仮説に基づく分子標的開発の展望を解説する．

Key words　頭頸部扁平上皮癌(head and neck squamous cell carcinoma)，分子標的治療(molecular targeted therapy)，エピゲノム(epigenome)，転写リプログラミング(transcriptional reprogramming)，転写中毒(transcriptional addiction)，共生的進化(symbiotic evolution)，エンハンサー(enhancer)

序　文

　集学的治療の発展に伴い，頭頸部癌患者の生存率，QOL には，一定の改善がみられ，一部の再発転移症例は，免疫チェックポイント阻害薬(ICI)により，年単位での生存が望めるようになっている[1)2)]．しかしながら，進行頭頸部癌患者の治療成績は依然として満足できるレベルには到達していない．こういった状況の中で，2018 年から本邦でもがんゲノム医療(precision medicine：PM)が本格的に始動となった．現状では，腺癌を中心とする限定的な症例には有効性を認めているものの，後述する理由により，頭頸部扁平上皮癌(HNSCC)に対しては，がんゲノム医療は有効に機能していない[3)]．HNSCC において，有効な分子標的療法を開発するためには，パラダイムシフトの導入が必要である．本稿ではこの 20 年間に起こった HNSCC に対する基本的な考え方の変遷を総論的に解説し，新たなフレームワークの中でどのように分子標的治療を確立するかの各論に関しては，筆者の取り組みを中心に考察する．

HNSCC 分子標的治療開発のための総論

1．なぜ HNSCC でがんゲノム医療が機能しないのか？

　2000 年代初頭までは，“癌＝遺伝子変異の蓄積により，段階的に増殖能力を高めながら自律的に増殖する細胞集団”と考えられていた(図 1-a)[4)5)]．この視座の中で，筆者の恩師である Weinstein 教授は，癌がその増殖のために強く依存している機能獲得的癌遺伝子変異を標的にする oncogene addiction というコンセプトを提唱した[6)]．現行の

*1　Masuda Muneyuki, 〒811-1395　福岡県福岡市南区野多目 3-1-1　国立病院機構九州がんセンター頭頸科，副院長
*2　Sato Kuniaki, 同科

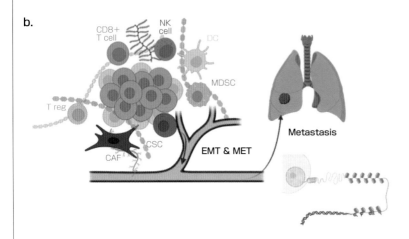

a.

mutation X → mutation Y → mutation Z

遺伝子変異の蓄積により増殖能を獲得する自律的細胞集団

b.

CD8+ T cell
NK cell
DC
MDSC
T reg
CSC
CAF
EMT & MET
Metastasis

● 特異的微小環境内で正常細胞・マトリックスとのクロストークにより
　共生的に進化する適応系
● 進化のための共通言語は環境ストレス反応性の転写プログラム

図 1.
頭頸部癌進化のシェーマ
過去(a)と現在(b)

がんゲノム医療の理論的な根拠として広く受け入れられている．しかしながら *TP53*，*FAT1*，*Notch* などの癌抑制遺伝子の機能喪失変異を特徴とする HNSCC では[7]，がんゲノム医療はうまく機能していない．

2．HNSCC はブレーキの故障だけでドライブできるのか？

　HNSCC に特徴的な遺伝子変異はがんゲノム医療の障壁であると同時に，癌抑制遺伝子の機能喪失＝ブレーキの故障だけで頭頸部癌はドライブできるのか？　という生物学的な疑問を引き起こす．これに関しては，空間的・時間的な多病変を対象とした次世代型シーケンサーによる2つの全エクソーム解析の研究から明確な答えが得られた．前述した癌抑制遺伝子の機能喪失変異は癌化の数十年前から癌発生母地の上皮細胞に蓄積していること[8]，つまり癌抑制遺伝子の機能喪失変異だけ

では癌化が起こらないことが明らかにされた．さらに，頭頸部癌が再発・転移を起こす際に，新たな遺伝子変異が必要ではないことも明らかにされた[9]．HNSCC をドライブするためには，遺伝子変異以外のドライビングフォースが必要と思われる．

3．なにが HNSCC をドライブするのか（図2）

　永きにわたって，HNSCC の成因は，環境ストレス（タバコ，アルコール，慢性炎症，機械的刺激など）により引き起こされる異常の蓄積により，段階的に癌が進展する，フィールドカルチノジェネシス説により説明されてきた[10]．蓄積する異常の主体は遺伝子変異であろうと考えられてきた経緯があり，近年の大規模な疫学的解析でも HNSCC の遺伝子異常が，環境ストレスにより生じることは確認されている[11]．しかしながら，前述したように，これだけでは HNSCC に十分なドライビングフォースを生じることはできない．

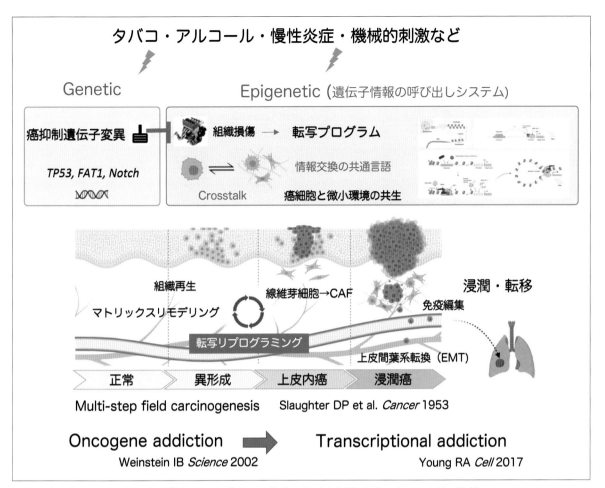

図 2. 環境ストレス発がん・進化における転写リプログラミングの役割

　環境ストレスは癌抑制遺伝子変異を引き起こすとともに，持続的な組織損傷を引き起こす．当然のことながら，損傷組織では修復のために上皮細胞の再生リプログラミングが起こると同時に，組織マトリックスや線維芽細胞や免疫細胞などの細胞にもリモデリング・リプログラミングが起こる．この際に，腫瘍細胞とマトリックス中の正常細胞はサイトカイン，エクソソーム，細胞表面蛋白などを介してクロストークを行うことにより，細胞生存に有利となる，共生的な腫瘍特異的微小環境を形成することが明らかになっている（図2）[12]．言うまでもなく，このクロストークの共通言語は，増殖・生存・脱分化・上皮間葉系転換・免疫編集・癌線維芽細胞（CAF）誘導など，細胞環境に応じて誘導される転写プログラムである[13)14)]．HNSCCでは癌抑制遺伝子変異がブレーキの故障であるとすると，環境ストレスによって誘

導される転写プログラムの過剰活性化が，ドライビングフォースを生み出すエンジンではないかと推測される．このストーリーは頭頸部癌でもっとも頻度が高い TP53 遺伝子変異ではマウス発癌が起こらないことや[15)]，p53 蛋白が iPS 細胞リプログラミングに対してバリアーとして働く事実[16)]とよく符合する．頭頸部癌は oncogene addiction ではなく，epigenetics といわれる遺伝子情報呼び出しシステムの異常により活性化した転写リプログラミングに依存（transcriptional addiction）[17)]した癌腫と考えられる．

4．自律的な細胞集団から進化する共生的な細胞集団へ

　以上から，HNSCC において有効な分子標的治療を開発するためには，図 1-b に示したように，"HNSCC は腫瘍と TME（腫瘍微小環境）とのクロストークにより，転写プログラムを変化させなが

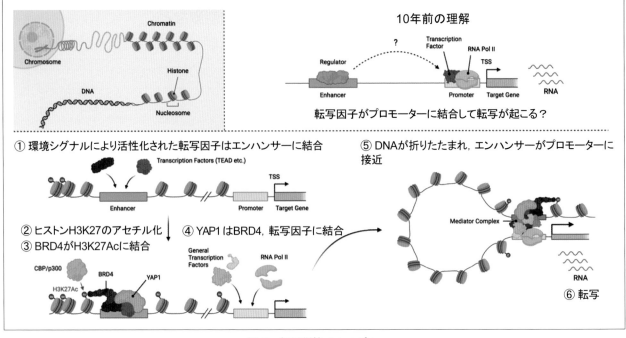

図 3. 転写調節メカニズム

ら共生的に進化する複雑適応系"とみなす視座の導入が必要と考えられる[4)5)]. 現在 HNSCC に導入された ICI 治療も,基本的には TME の中で腫瘍と免疫細胞のクロストークによって起こる免疫編集を標的とした治療であり,その開発状況に関しては本特集の他稿に譲る. 紙面の都合上,本稿ではこの複雑適応システムのどこを標的にすればよいかに関して,現在筆者が進めている研究デザインを中心に各論的に解説する.

HNSCC 分子標的治療開発のための各論

1. 組織再生転写プログラムを標的とする

環境ストレス依存的な HNSCC 発癌において,組織再生の転写プログラムが重要な役割を果たすことは容易に推測できる. この仮説を証明するために頭頸部扁平上皮の再生に必須とされる転写共役因子 YAP1 をマウス舌で条件的に活性化させる実験を行った. 驚くべきことに,2週間で上皮内癌,4週間で浸潤癌が,100%の確率で形成された. 世界最速の HNSCC マウス発癌モデルである. 人標本においても,YAP1 の核内発現は有意な予後不良因子であり,HNSCC に特異的な癌抑止遺伝子変異(*TP53*,*FAT1*)は YAP1 の活性化を促

すことも確認された[18)]. 以上のことは,組織修復転写プログラムは単独で HNSCC を発生させるポテンシャルを有すること,癌抑制遺伝子のブレーキが外れた HNSCC では組織修復転写プログラムの恒常的活性化が起こりやすく,"治らない傷"としての癌[19)]が形成されることが示唆される. YAP1 の活性化が癌を促進することは,皮膚癌,肝臓癌,乳癌,胃癌,膵臓癌,脳腫瘍でも確認されており[20)~23)],YAP1 阻害薬の開発が進められている[24)]. しかしながら,YAP1 は頭頸部上皮の再生に必須の蛋白であり,その使用に関しては腫瘍特異的なドラッグデリバリーの開発など,慎重な対策を講じる必要があると推測される.

2. エンハンサーを標的とする

HNSCC が transcriptional addiction 状態にあるとすれば,HNSCC を進化の方向へリプログラミングする転写プログラムがアキレス腱候補となる. 図3に示したように,近年の研究から,癌における転写調節の主役はプロモーターからエンハンサーに推移している[17)]. 転写因子や YAP1 を含む転写共役因子などの転写複合体は,まずエンハンサーに結合し,その後標的遺伝子のプロモーターにループするように結合し,転写を開始する

と考えられている．胚性幹細胞や癌細胞のプログラミングに重要な役割を果たす遺伝子のエンハンサーには，スーパーエンハンサー(SE)と呼ばれる巨大な転写複合体が形成され，標的遺伝子を大量に転写することにより細胞の表現系を強く規定する．癌細胞においては環境ストレスシグナルにより活性化された癌促進的転写因子(stat3, SMAD)や，YAP1，BRD4，MED1 などの転写共役因子がSEを形成することがわかっている[23][25]．BRD4 阻害薬を中心として，SE 阻害薬の開発が積極的に進められている．筆者らは HNSCC においてYAP1 がSEの形成に必須の分子であるデータ(未発表)を得ており，HNSCC においては BRD4 阻害薬がYAP1 阻害薬の役割を果たすことが期待される．

　従来の研究では，プロモーターの高メチル化による癌抑制遺伝子の発現低下を標的とした，DNA デメチラーゼによる治療法の開発が行われてきた．しかしながら，前述したように癌の表現系を強く規定する遺伝子の発現は，SE への依存度が高い．エンハンサー領域の DNA 低メチル化は標的遺伝子の発現を亢進させることがわかっている[26]．癌を強くドライブしている遺伝子の SEも低メチル化状態にあると報告されており[27]，この部位をメチル化することは，癌抑制的効果をもたらすと考えられる．CRISPR の技術により特定領域の DNA のメチル化を修飾することが可能となっている[28]．HNSCC 進化のリプログラミングに大きくかかわる SE のメチル化修飾は，新規分子標的治療に発展する可能性を秘めている．

　これまでの癌遺伝子配列解析は，タンパク質をコーディングしているエクソン解析を中心に行われてきた．しかしながら非コーディング領域，特に転写調節領域の遺伝子変異がプロモーター・エンハンサーの機能に影響を与えていることが癌でも明らかになっている[29]．癌特異的な遺伝子編集により転写調節領域の遺伝子異常を正常化する戦略も有効と思われる．

3．マトリックスを標的とする

　図 1-b に示したように癌は TME とのクロストークなしに単体で自律的に増殖することはできない．癌細胞の生存増殖には様々な因子が関与しているが，筆者は特に CAF の役割に注目している[30]．CAF の前身である線維芽細胞は，組織修復の際に，様々な分子を分泌してマトリックスリモデリングや線維化を促進することにより，細胞の増殖・生存・遊走を助ける．2017 年の Cell 誌に頭頸部癌の single cell RNA-seq の結果が掲載され，partial-EMT(p-EMT)といわれる 15 種類の遺伝子発現パターンが，頭頸部癌の浸潤転移能を制御していることが示されたが，この際に TGF-betaにより活性化された CAF が p-EMT を起こした細胞の浸潤を促してリンパ節転移を起こすことが示された[31]．組織修復の際に線維芽細胞が発揮する機能が，CAF ではさらに亢進していることが示唆される．TGF-beta は HNSCC TME に豊富に存在しており，癌と CAF の両者を活性化していると考えられる[32]．TGF-beta 阻害薬の開発が進んでおり臨床応用も可能となっている．HNSCCにおいても CAF を含む腫瘍促進的 TME の改変効果が期待される．TGF-beta，CAF が免疫抑制的に働くこともよく知られており，免疫治療としての効果も期待される[33]．

まとめ

　有効な分子標的治療が見つかっていないHNSCC において，どのように有効な標的を同定すればよいのかに関して，筆者の取り組みを中心に解説をした．紙面の都合により限定された解説となったが，"HNSCC が腫瘍と TME とのクロストークにより，転写プログラムを変化させながら共生的に進化する複雑適応系"であるという視座から戦力をたてることが肝要と考える．

文　献
1) Ferris RL, Blumenschein G Jr, Fayette J, et al：Nivolumab for Recurrent Squamous-Cell

Carcinoma of the Head and Neck. N Engl J Med, **375** : 1856-1867, 2016.

2) Matsuo M, Yasumatsu R, Masuda M, et al : Five-year Follow-up of Patients With Head and Neck Cancer Treated With Nivolumab and Long-term Responders for Over Two Years. In Vivo, **36** : 1881-1886, 2022.

3) Zehir A, Benayed R, Shah RH, et al : Mutational landscape of metastatic cancer revealed from prospective clinical sequencing of 10,000 patients. Nat Med, **23** : 703-713, 2017.

4) Masuda M, Toh S, Wakasaki T, et al : Somatic evolution of head and neck cancer- biological robustness and latent vulnerability. Mol Oncol, **7** : 14-28, 2013.

5) Masuda M, Wakasaki T, Toh S : Stress-triggered atavistic reprogramming(STAR)addiction : driving force behind head and neck cancer? Am J Cancer Res, **6** : 1149-1166, 2016.

6) Weinstein IB : Cancer. Addiction to oncogenes--the Achilles heal of cancer. Science, **297** : 63-64, 2002.

7) Cancer Genome Atlas N : Comprehensive genomic characterization of head and neck squamous cell carcinomas. Nature, **517** : 576-582, 2015.

8) Yokoyama A, Kakiuchi N, Yoshizato T, et al : Age-related remodelling of oesophageal epithelia by mutated cancer drivers. Nature, **565** : 312-317, 2019.
   Summary 頭頸部癌と同様なメカニズムで発癌を起こす食道癌で，癌抑制遺伝子変異が発癌の数十年前から蓄積していること，つまり遺伝子変異だけでは発癌が起こらないことを示した論文である．

9) Hedberg ML, Goh G, Chiosea SI, et al : Genetic landscape of metastatic and recurrent head and neck squamous cell carcinoma. J Clin Invest, **126** : 169-180, 2016.
   Summary 頭頸部癌が再発転移する際に，新たな遺伝子変異が必須ではないことを示した論文である．

10) Curtius K, Wright NA, Graham TA : An evolutionary perspective on field cancerization. Nat Rev Cancer, **18** : 19-32, 2018.

11) Tomasetti C, Li L, Vogelstein B : Stem cell divisions, somatic mutations, cancer etiology, and cancer prevention. Science, **355** : 1330-1334, 2017.

12) Quail DF, Joyce JA : Microenvironmental regulation of tumor progression and metastasis. Nat Med, **19** : 1423-1437, 2013.

13) Moya IM, Halder G : Hippo-YAP/TAZ signalling in organ regeneration and regenerative medicine. Nat Rev Mol Cell Biol, **20** : 211-226, 2019.

14) Zanconato F, Cordenonsi M, Piccolo S : YAP and TAZ : a signalling hub of the tumour microenvironment. Nat Rev Cancer, **19** : 454-464, 2019.

15) Supsavhad W, Dirksen WP, Martin CK, et al : Animal models of head and neck squamous cell carcinoma. Vet J, **210** : 7-16, 2016.

16) Orkin SH, Hochedlinger K : Chromatin connections to pluripotency and cellular reprogramming. Cell, **145** : 835-850, 2011.

17) Bradner JE, Hnisz D, Young RA : Transcriptional Addiction in Cancer. Cell, **168** : 629-643, 2017.

18) Omori H, Nishio M, Masuda M, et al : YAP1 is a potent driver of the onset and progression of oral squamous cell carcinoma. Sci Adv, **6** : eaay3324, 2020.
    Summary 転写共役因子 YAP1 を条件的に活性化するマウス舌に4週間で100％癌ができることを証明した論文である．

19) Dvorak HF : Tumors : wounds that do not heal. Similarities between tumor stroma generation and wound healing. N Engl J Med, **315** : 1650-1659, 1986.

20) Castellan M, Guarnieri A, Fujimura A, et al : Single-cell analyses reveal YAP/TAZ as regulators of stemness and cell plasticity in glioblastoma. Nature Cancer, **2** : 174-188, 2020.

21) Tanaka Y, Chiwaki F, Kojima S, et al : Multiomic profiling of peritoneal metastases in gastric cancer identifies molecular subtypes and therapeutic vulnerabilities. Nat Cancer, **2**(9) : 962-977, 2021.

22) Vincent-Mistiaen Z, Elbediwy A, Vanyai H, et al : YAP drives cutaneous squamous cell carcinoma formation and progression. Elife, **7** : e33304, 2018.

23) Zanconato F, Battilana G, Forcato M, et al :

Transcriptional addiction in cancer cells is mediated by YAP/TAZ through BRD4. Nat Med, **24**：1599-1610, 2018.

24) Sun Y, Hu L, Tao Z, et al：Pharmacological blockade of TEAD-YAP reveals its therapeutic limitation in cancer cells. Nat Commun, **13**：6744, 2022.

25) Zamudio AV, Dall'Agnese A, Henninger JE, et al：Mediator Condensates Localize Signaling Factors to Key Cell Identity Genes. Mol Cell, **76**：753-766. e6, 2019.

26) Bell RE, Golan T, Sheinboim D, et al：Enhancer methylation dynamics contribute to cancer plasticity and patient mortality. Genome Res, **26**：601-611, 2016.

27) Xiong L, Wu F, Wu Q, et al：Aberrant enhancer hypomethylation contributes to hepatic carcinogenesis through global transcriptional reprogramming. Nat Commun, **10**：335, 2019.

28) Nunez JK, Chen J, Pommier GC, et al：Genome-wide programmable transcriptional memory by CRISPR-based epigenome editing. Cell, **184**：2503-2519. e17, 2021.

29) Heide T, Househam J, Cresswell GD, et al：The co-evolution of the genome and epigenome in colorectal cancer. Nature, **611**(7937)：733-743, 2022.

30) Saw PE, Chen J, Song E：Targeting CAFs to overcome anticancer therapeutic resistance. Trends Cancer, **8**：527-555, 2022.

31) Puram SV, Tirosh I, Parikh AS, et al：Single-Cell Transcriptomic Analysis of Primary and Metastatic Tumor Ecosystems in Head and Neck Cancer. Cell, **171**：1611-1624. e24, 2017.
Summary 頭頸部癌で世界初の single cell RNA-seq を行った論文で，partil-EMT により頭頸部癌がリンパ転移を起こすことを示したマイルストーン論文である．

32) Sharma M, Hunter KD, Fonseca FP, et al：Role of Yes-associated protein and transcriptional coactivator with PDZ-binding motif in the malignant transformation of oral submucous fibrosis. Arch Oral Biol, **128**：105164, 2021.

33) Tauriello DVF, Sancho E, Batlle E：Overcoming TGFbeta-mediated immune evasion in cancer. Nat Rev Cancer, **22**(1)：25-44, 2021.

FAX による注文・住所変更届け

改定：2015 年 1 月

毎度ご購読いただきましてありがとうございます.

　読者の皆様方に小社の本をより確実にお届けさせていただくために，FAX でのご注文・住所変更届けを受けつけております. この機会に是非ご利用ください.

◇ご利用方法

　FAX 専用注文書・住所変更届けは，そのまま切り離して FAX 用紙としてご利用ください. また，注文の場合手続き終了後，ご購入商品と郵便振替用紙を同封してお送りいたします. **代金が 5,000 円をこえる場合，代金引換便とさせて頂きます.** その他，申し込み・変更届けの方法は電話，郵便はがきも同様です.

◇代金引換について

　本の代金が 5,000 円をこえる場合，代金引換とさせて頂きます. 配達員が商品をお届けした際に，現金またはクレジットカード・デビットカードにて代金を配達員にお支払い下さい(本の代金＋消費税＋送料). (※年間定期購読と同時に 5,000 円をこえるご注文を頂いた場合は代金引換とはなりません. 郵便振替用紙を同封して発送いたします. 代金後払いという形になります. 送料は定期購読を含むご注文の場合は頂きません)

◇年間定期購読のお申し込みについて

　年間定期購読は，1 年分を前金で頂いておりますため，代金引換とはなりません. 郵便振替用紙を本と同封または別送いたします. 送料無料，また何月号からでもお申込み頂けます.

　毎年末，次年度定期購読のご案内をお送りいたしますので，定期購読更新のお手間が非常に少なく済みます.

◇住所変更届けについて

　年間購読をお申し込みされております方は，その期間中お届け先が変更します際，必ずご連絡下さいますようよろしくお願い致します.

◇取消，変更について

　取消，変更につきましては，お早めに FAX，お電話でお知らせ下さい.

　返品は，原則として受けつけておりませんが，返品の場合の郵送料はお客様負担とさせていただきます. その際は必ず小社へご連絡ください.

◇ご送本について

　ご送本につきましては，ご注文がありましてから約 1 週間前後とみていただきたいと思います. お急ぎの方は，ご注文の際にその旨をご記入ください. 至急送らせていただきます. 2〜3 日でお手元に届くように手配いたします.

◇個人情報の利用目的

　お客様から収集させていただいた個人情報，ご注文情報は本サービスを提供する目的(本の発送，ご注文内容の確認，問い合わせに対しての回答等)以外には利用することはございません.

　その他，ご不明な点は小社までご連絡ください.

株式会社 全日本病院出版会　〒113-0033 東京都文京区本郷 3-16-4-7F
電話 03(5689)5989　FAX03(5689)8030　郵便振替口座 00160-9-58753

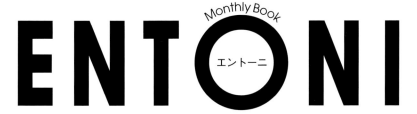

FAX 専用注文書

「Monthly Book ENTONI」誌のご注文の際は，このFAX 専用注文書
もご利用頂けます．また電話でのお申し込みも受け付けております．
毎月確実に入手したい方には年間購読申し込みをお勧めいたします．また
各号1冊からの注文もできますので，お気軽にお問い合わせください．

バックナンバー合計
5,000 円以上のご注文
は代金引換発送

―お問い合わせ先―
㈱全日本病院出版会 営業部
電話 03(5689)5989　　FAX 03(5689)8030

☐年間定期購読申し込み　**No.**　　から

☐バックナンバー申し込み

No.	-	冊	No.	-	冊	No.	-	冊	No.	-	冊
No.	-	冊	No.	-	冊	No.	-	冊	No.	-	冊
No.	-	冊	No.	-	冊	No.	-	冊	No.	-	冊
No.	-	冊	No.	-	冊	No.	-	冊	No.	-	冊

☐他誌ご注文

	冊		冊

お名前	フリガナ　　　　　　　　　　　　　　　　　　印	電話番号
ご送付先	〒　　-　　　　　　　　　　　　　　　　　　☐自宅　☐お勤め先	

領収書　無　・　有　（宛名：　　　　　　　　　　）

FAX 03-5689-8030 全日本病院出版会行

年　月　日

住所変更届け

お名前	フリガナ	

お客様番号		毎回お送りしています封筒のお名前の右上に印字されております8ケタの番号をご記入下さい。

新お届け先	〒　　　　　　都道 　　　　　　　府県

新電話番号	（　　　　　）

変更日付	年　　月　　日より	月号より

旧お届け先	〒

※ 年間購読を注文されております雑誌・書籍名に✓を付けて下さい。

- ☐ Monthly Book Orthopaedics （月刊誌）
- ☐ Monthly Book Derma. （月刊誌）
- ☐ Monthly Book Medical Rehabilitation （月刊誌）
- ☐ Monthly Book ENTONI （月刊誌）
- ☐ PEPARS （月刊誌）
- ☐ Monthly Book OCULISTA （月刊誌）

No.218　編集企画／守本倫子
耳鼻咽喉科における新生児・乳幼児・小児への投薬
　―update―　　　増刊号　5,400円＋税

No.223　編集企画／坂田俊文
みみ・はな・のど診断　これだけは行ってほしい
　決め手の検査　　　増大号　4,800円＋税

No.231　編集企画／松原　篤
耳鼻咽喉科医が頻用する内服・外用薬
　―選び方・上手な使い方―　増刊号　5,400円＋税

No.236　編集企画／市川銀一郎
早わかり！耳鼻咽喉科診療ガイドライン，手引き・マニュアル
　―私の活用法―　　増大号　4,800円＋税

No.243　編集企画／大谷真喜子
耳鼻咽喉科医に必要なスポーツ診療の知識

No.244　編集企画／羽藤直人
耳鼻咽喉科の問診のポイント
　―どこまで診断に近づけるか―　増刊号　5,400円＋税

No.246　編集企画／志賀清人
頭頸部癌免疫療法の最前線

No.247　編集企画／池園哲郎
耳鼻咽喉科診療の新しいテクノロジー

No.248　編集企画／神田幸彦
補聴器・人工中耳・人工内耳・軟骨伝導補聴器
　―聞こえを取り戻す方法の比較―

No.249　編集企画／將積日出夫
エキスパートから学ぶめまい診療
　　　　　　　　　増大号　4,800円＋税

No.250　編集企画／藤枝重治
詳しく知りたい！舌下免疫療法

No.251　編集企画／三輪高喜
味覚・嗅覚の診療 update

No.252　編集企画／原　浩貴
高齢者の誤嚥をみたらどうするか

No.253　編集企画／小林一女
聴覚検査のポイント―早期発見と適切な指導―

No.254　編集企画／白崎英明
口腔アレルギー症候群―診断と治療―

No.255　編集企画／山田武千代
患者満足度 up！
　耳鼻咽喉科の適切なインフォームド・コンセント

No.256　編集企画／岩崎真一
めまい・ふらつき―QOL 向上をめざした診療―

No.257　編集企画／市村恵一
みみ・はな・のどの外来診療 update
　―知っておきたい達人のコツ 26―　増刊号　5,400円＋税

No.258　編集企画／佐野　肇
耳鳴・難聴への効果的アプローチ

No.259　編集企画／岩井　大
"口腔咽頭・頸部" 私の day & short stay surgery
　―コツと経験―

No.260　編集企画／岡野光博
高齢者の鼻疾患

No.261　編集企画／小川　洋
先天性サイトメガロウイルス感染症と難聴
　―診断・予防・治療―

No.262　編集企画／中田誠一
ここが知りたい！ CPAP 療法

No.263　編集企画／小林俊光
エキスパートから学ぶ最新の耳管診療
　　　　　　　　　増大号　4,800円＋税

No.264　編集企画／須納瀬　弘
耳鼻咽喉科外来処置での局所麻酔

No.265　編集企画／中川尚志
耳鼻咽喉科疾患とバリアフリー

No.266　編集企画／室野重之
知っておきたいみみ・はな・のどの感染症
　―診断・治療の実際―

No.267　編集企画／角南貴司子
"めまい" を訴える患者の診かた

No.268　編集企画／野中　学
頭痛を診る―耳鼻いんこう科外来での pitfall―

No.269　編集企画／鈴木幹男
耳鼻咽喉科頭頸部外科手術の危険部位と合併症
　―その対策と治療―

No.270　編集企画／櫻井大樹
耳鼻咽喉科医が知っておきたい薬の知識
　―私はこう使う―　増刊号　5,400円＋税

No.271　編集企画／伊藤真人
子どもの難聴を見逃さない！

No.272　編集企画／朝蔭孝宏
高齢者の頭頸部癌治療
　―ポイントと治療後のフォローアップ―

No.273　編集企画／吉川　衛
Step up！ 鼻の内視鏡手術―コツと pitfall―

No.274　編集企画／平野　滋
みみ・はな・のど アンチエイジング

No.275　編集企画／欠畑誠治
経外耳道的内視鏡下耳科手術（TEES）

No.276　編集企画／吉崎智一
耳鼻咽喉科頭頸部外科　見逃してはいけないこの疾患
　　　　　　　　　増大号　4,800円＋税

No.277　編集企画／折田頼尚
どうみる！頭頸部画像―読影のポイントと pitfall―

No.278　編集企画／木村百合香
耳鼻咽喉科領域におけるコロナ後遺症
　―どう診る，どう治す―

No.279　編集企画／工　穣
オンライン診療・遠隔医療のノウハウ
　―海外の状況も含めて―

No.280　編集企画／藤本保志
嚥下障害を診る

No.281　編集企画／山﨑知子
ヒトパピローマウイルス（HPV）
　―ワクチン接種の積極的勧奨にあたり知っておくべき知識―

No.282　編集企画／萩森伸一
顔面神経麻痺を治す

No.283　編集企画／守本倫子
見逃さない！子どものみみ・はな・のど外来診療
　　　　　　　　　増刊号　5,500円＋税

No.284　編集企画／山本　裕
みみを診る―鑑別診断のポイントと治療戦略―

通常号⇒No.278 まで　本体 2,500 円＋税
　　　　　No.279 以降　本体 2,600 円＋税
※その他のバックナンバー，各目次等
　の詳しい内容は HP
　（www.zenniti.com）をご覧下さい.

次号予告

アレルギー性鼻炎，慢性副鼻腔炎の薬物療法―適応と効果―

No. 286（2023 年 7 月号）

編集企画／滋賀医科大学教授　　　清水猛史

鼻アレルギー診療ガイドラインからみた治療戦略と第 2 世代抗ヒスタミン薬の使い分け	米倉　修二
鼻噴霧用ステロイド薬と経口ステロイド薬をどう使用するか？	寺田　哲也
脂質メディエーター阻害薬，ケミカルメディエーター遊離抑制薬と Th2 サイトカイン阻害薬をどのように使用するか？	飯沼　智久
アレルギー性鼻炎に対する生物学的製剤の現状と将来	鈴木　元彦ほか
小児アレルギー性鼻炎にどう対応するか？	川島佳代子
慢性副鼻腔炎に対する薬物療法	石野　岳志
小児慢性副鼻腔炎にどう対応するか？	藤井　可絵
好酸球性副鼻腔炎に対する薬物療法	武田　和也
好酸球性副鼻腔炎に対する生物学的製剤の現状と将来	高林　哲司
鼻炎・副鼻腔炎に対する漢方薬治療	河原　章浩ほか

掲載広告一覧

中山書店	22

編集顧問：本庄　　巌　　京都大学名誉教授

　　　　　小林　俊光　　仙塩利府病院
　　　　　　　　　　　　耳科手術センター長

編集主幹：曾根三千彦　　名古屋大学教授
　　　　　香取　幸夫　　東北大学教授

No. 285　編集企画：
三澤　清　浜松医科大学教授

Monthly Book ENTONI　No. 285

2023 年 6 月 15 日発行（毎月 1 回 15 日発行）

定価は表紙に表示してあります．

Printed in Japan

発行者　　末　定　広　光
発行所　　株式会社　全日本病院出版会
〒 113-0033 東京都文京区本郷 3 丁目 16 番 4 号 7 階
　　　　電話（03）5689-5989　Fax（03）5689-8030
　　　　郵便振替口座 00160-9-58753

© ZEN・NIHONBYOIN・SHUPPANKAI, 2023

印刷・製本　三報社印刷株式会社　　　電話（03）3637-0005
広告取扱店　株式会社文京メディカル　電話（03）3817-8036